# 24小時身體使用手冊

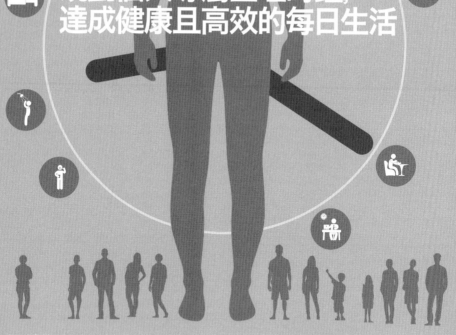

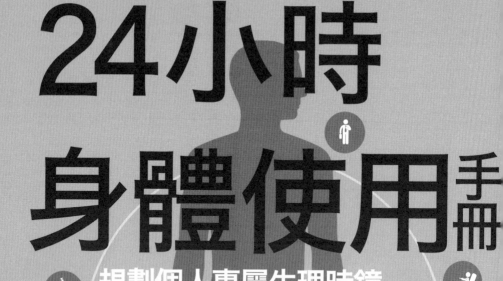

## 規劃個人專屬生理時鐘，達成健康且高效的每日生活

用科學方式了解你的每日身體使用技巧，
讓你能百分百活用你的每一天！

長沼敬憲〔著〕
高菱珞〔譯〕

# 前言

這個世界上，有些人不需特別注意健康管理身體也沒問題，看起來也總是很有精神。另外也有些人，儘管非常努力做健康管理，卻很容易身體不好，面對這件事完全使不上力。

又或者是嘗試了現正流行的減肥方法等，採取食療、養成每天早上慢跑等運動習慣，卻不知為什麼完全沒有成效。

這種「健康」和「效果」之間的差距到底是在哪裡產生的？

也許那個人會覺得是天生體質的問題，只能怨嘆命運，但身為生物的人類其實還有可以依個人信念來努力的餘地。

本書將這點以「時間」這個主題為各位解說。

說到時間，大家都知道地球以二十四小時為周期自轉，所以我們要談的是另一個——我們身體裡還有個被科學家稱為「體內時鐘」的「時間」。

這個體內時鐘靠「時鐘基因」（Clock gene，掌控體內時鐘的基因群）運作，人類就是根據這個基因而覺醒、肚子餓、想睡覺等，刻畫著各種為了生存的基本節奏。也可以說，人體的活動，多數都受到時鐘基因所支配。

當這個節奏失常，我們就會身體變差並且生病。雖然也會受到體質等遺傳因素影響，但其實這對身體的影響更大。

本書將聚焦在這個位於體內、看不見的時鐘。

首先就來為各位解釋他的構造。

我想從這裡導出某個法則，傳達讓我們更舒服、更能有效率行動的生活提示。

換句話說，起床、吃飯、運動、學習或工作、洗澡、睡眠這些我們日常生活的行動，在一天之中存在著最適合的時間，意識到每件事適合執行的時間，能讓我們行動得更輕鬆，並且得到最棒的表現。

本書將根據時鐘基因的作用提出時間醫學、時間營養學這些最新科學的知識，並介紹如何隨著看不見的體內時鐘度過一天的祕訣。

就算是忙碌的日子，只要意識到體內時鐘的節奏，隨著該節奏就能做出舒適又有效率的行動，使心裡留有餘裕。自然有更強的抗壓力，也能產生幹勁，讓人生更快樂。

二〇一七年三月

長沼敬憲

閱讀本書之前，想請你先將一天是如何度過的，填進左頁的時鐘圖表。

起床、三餐的時間、洗澡、就寢時間，如有每日運動或讀書等興趣的時間也要填進去。

在二百二十三頁，介紹了本書根據生理時鐘標示的「理想的二十四小時」。

方便的話可互相比較。

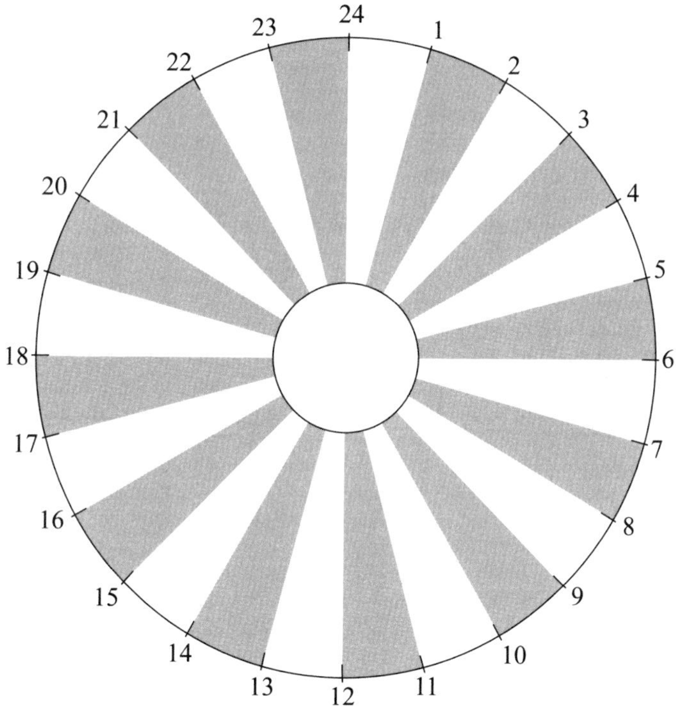
24
1
2
3
4
5
6
7
8
9
10
11
12
13
14
15
16
17
18
19
20
21
22
23

目錄

# 第2章

## 讓一天清爽開始的早晨時光

## 第3章

# 根據時間的使用方式能提升工作效率

## 第4章

# 提高睡眠品質，消除疲勞的夜間時光

## 第5章

# 有效降低壓力的方法

## 第6章

# 調整節奏的飲食力量

第7章

## 時間支配著健康

# 第1章

# 體內的另一個「時間」

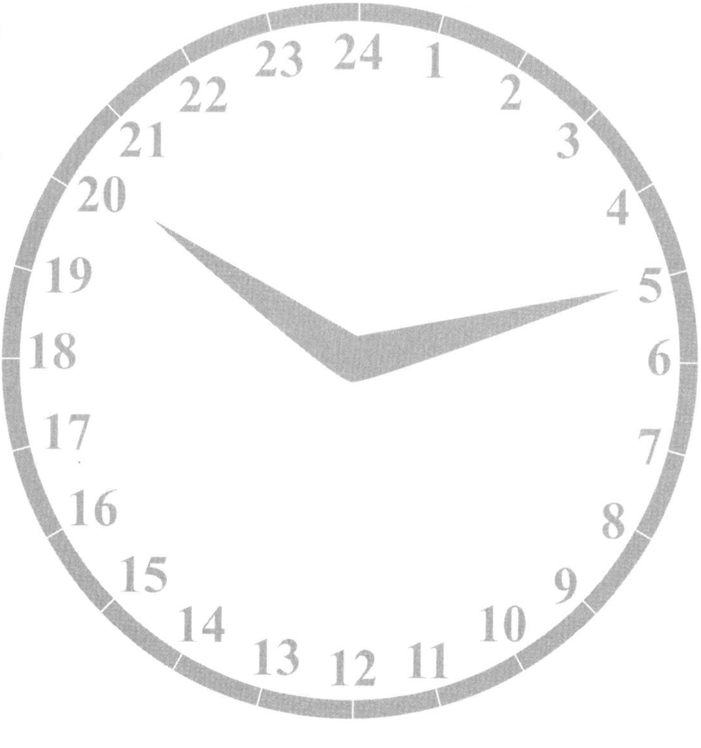

## 管理生理時鐘的是基因

我們的身體是以大約二十四小時的循環刻劃節奏，早上起床後在白天活動，晚上到了就睡覺……控制這個循環的是位於大腦下視丘（hypothalamus）的視交叉上核（suprachiasmatic nucleus，簡稱ＳＣＮ）這個神經細胞群。

人類是於一九七二年理解體內時鐘有如此的組織，之後在一九九七年因為發現了Clock這個基因，更加明瞭以下四個時鐘基因與此組織有關。

● Clock

- Bmal 1
- Per
- Cry

現在，包含這四個輔佐基因，已發現二十種以上的時鐘基因。

視交叉上核的神經細胞就是根據這一個個時鐘基因的指令刻劃節奏，在腦內控制睡眠荷爾蒙麥拉寧的分泌，並將此資訊傳達全身細胞，調整體溫、血壓、自律神經、荷爾蒙分泌等的節奏。

基因資訊排列在細胞核中的ＤＮＡ上，而時鐘基因會在E-BOX這個基因領域結合Clock和Bmal 1二種蛋白質，結果促成Per和Cry的發現。

因為Per和Cry創造的蛋白質增加而刻劃白天的節奏，但後來Per和Cry的蛋白質會往核內移動（稱為「負回饋」〔negative feedback〕），抑制基因領域的Clock和Bmal 1，使體內轉往夜間模式。

根據這個由促進（Clock和Bmal 1）和抑制（Per和Cry）的循環反覆作用，就能刻劃一整天的體內時鐘。

這就是「使生命活動成立的時間」，簡單來說就是「生命的節奏」。

但是我們人類只意識到體外的時間，僅以準確標示著二十四小時的時鐘為生活基準，這就是現實狀態。

過去我採訪生物學者本川達雄（東京工業大學名譽教授）時，他就說了：「現代社會是時間環境被破壞的時代。」

或許你會覺得外部時間是以一定的速度流動，但人為力量讓它漸漸地縮短了。因為現代社會短縮時間的速度實在太驚人，我們無法與之對應，所以身心才會生病，本川教授將此稱為「時間環境的破壞」。

「為什麼人類得以長壽？這並不是身為生物的我們，也就是人類進化了，長生技術的進步，讓人類儘管體魄已搖搖欲墜也可以靠技術的力量活下去。醫療、冷暖氣、豐富的食物……全是技術的產物。」（摘自《沒有死亡的世界是天堂或地獄？》技術評論社所，本川達雄〈該如何活在「人工長壽」的人生？〉）

這樣的技術全靠能量這個必需品，本川教授說：「人類使用能量買下了稱為壽命的時間。」

例如搭車、使用電腦能縮短時間，但是製造、驅動這些東西需要大量的能量。本川教授說：「現代人在戰後僅過四十至五十年的時間，就使用了體內四十倍以上的能量。」

生活在這樣的社會，漸漸感覺不到原先體內所有的「生物時間」也是當然的。

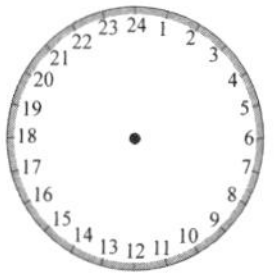


## 生理時鐘亂了就會生病

其實，我們煩惱的病況或身體不適幾乎都是因為破壞時間而產生的。

關於這一點，將時鐘基因理論納入臨床，身為帕金森氏症名醫的佐古田三郎（刀根山醫院院長）提出了意味深長的指謫。

帕金森氏症是位於腦幹的黑質（Substantia nigra）異常，造成各項運動障礙而廣為人知的疾病。

佐古田院長透過讓帕金森氏症患者照射陽光的「高照度光照射療法」（光照治療）提昇許多的治癒實績，但為什麼光照有用呢?其實這與「生物具備的時間」有關。

生物會吃、會睡、會呼吸還有沐浴陽光之下……透過這些活動維持健康，看似理所當然之事，卻是生命活動的基本，佐古田院長還說了下面這句話。

「眉間深處有著視神經交錯、被稱為視交叉上核的小型神經區塊（神經核），這裡內藏主要的時鐘基因，透過光照便可使時鐘基因重啟。」

內藏時鐘基因的地方不只視交叉上核，佐古田院長說：「若視交叉上核為『母時鐘』，則構成我們身體的每一個細胞都內藏『子時鐘』。」

「如將時鐘基因比喻為交響樂團，各臟器的時鐘基因會跟著指揮（視交叉上核）的節奏做出反應，開始調整每個人的演奏。我們的身體就是這樣調整生理時鐘，維持健康。因此，一旦生理時鐘亂了就容易生病。」佐古田院長這麼說。

換句話說，我們透過視網膜擷取的光資訊，會送到位於大腦下視丘、直徑約二公厘的小小視交叉上核，接著開啟時鐘基因，啟動各細胞內的體內時鐘。

時鐘基因的重要工作之一，就是透過光照重啟體內時鐘，以期和外部自然達成平衡。

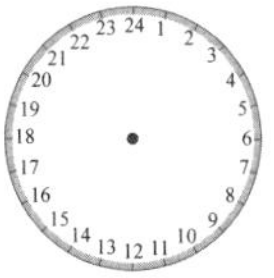


## 為什麼有曬太陽就能改善的病？

我們的身體，如下列不同節奏支配著各種時間。

- 九十分鐘的節奏：超日節律（ultradian rhythm）
- 一日的節奏：晝夜節律（circadian rhythm）

## 日光能讓時鐘基因的開關打開

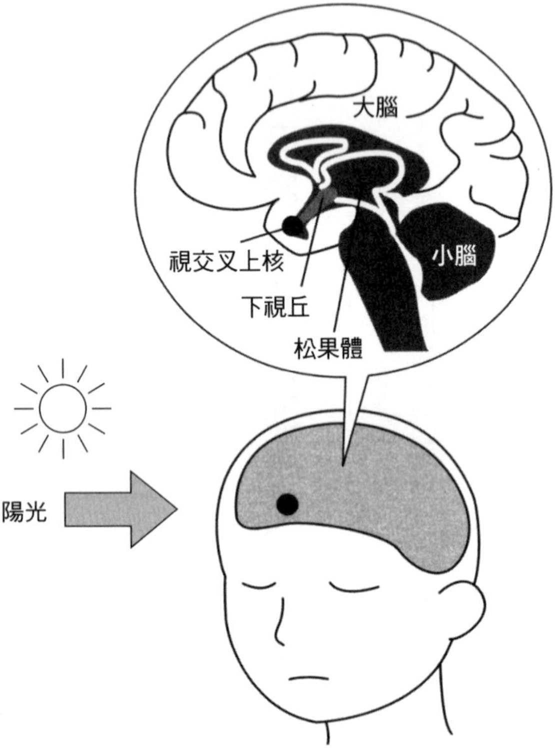


為於下視丘的視交叉上核有主要的時鐘基因，它可透過日光調整體內時鐘的誤差。

- 一月的節奏：月週期節律（circalunar rhythm）
- 一年的節奏：約年節律（circannual rhythm）

九十分鐘的超日節律主司睡眠周期，雖有個人差異，但已知從非快速動眼期睡眠（non-REM sleep）轉換到快速動眼期睡眠（REM sleep）是以九十分鐘為單位反覆。

一日節奏的晝夜節律如同字面意思，刻劃著「大約一日的節奏」。

我們的身體，只要活著，就會每日重啟體內時鐘。需要重啟的原因是，體內時鐘的一天大約是二十四點五小時，和地球自轉一周的二十四小時有些許不同。

因為地球自轉，產生日夜以二十四小時為周期，並產生環境變化。我們以為這個一天的循環很自然，但體內的節奏並不和此完全吻合。

其實一天的循環本身，在地球的長遠歷史中並非一直是二十四小時，在人類出現之前的地球自轉速度比現在更快，因此可說一天的循環更短。也因此，就算有些許的誤差也是很自然的。

但是，若不調整這個誤差，則身體的節奏和地球的節奏將會越離越遠。事實上，如果持續在全黑的空間生活，一開始體內時鐘就算周圍再暗也會繼續跑在一天的節奏上，但漸漸的誤差開始變大，最後體內的晝夜將顛倒，發生和時差一樣的狀況。

為了消除「人類」與「地球」之間的時鐘誤差，我們的身體想出利用早上升起的太陽光來重啟。因此，如果過著日夜顛倒的不規律生活，體內時鐘的重啟不順利，節奏就會紊亂，其結果將使身體不適。

例如，帕金森氏症的患者中，有「睡眠周期前移失調」（Advanced sleep phase syndrome）這種睡意來訪時間變早的症狀。睡眠時間變早，當然也會

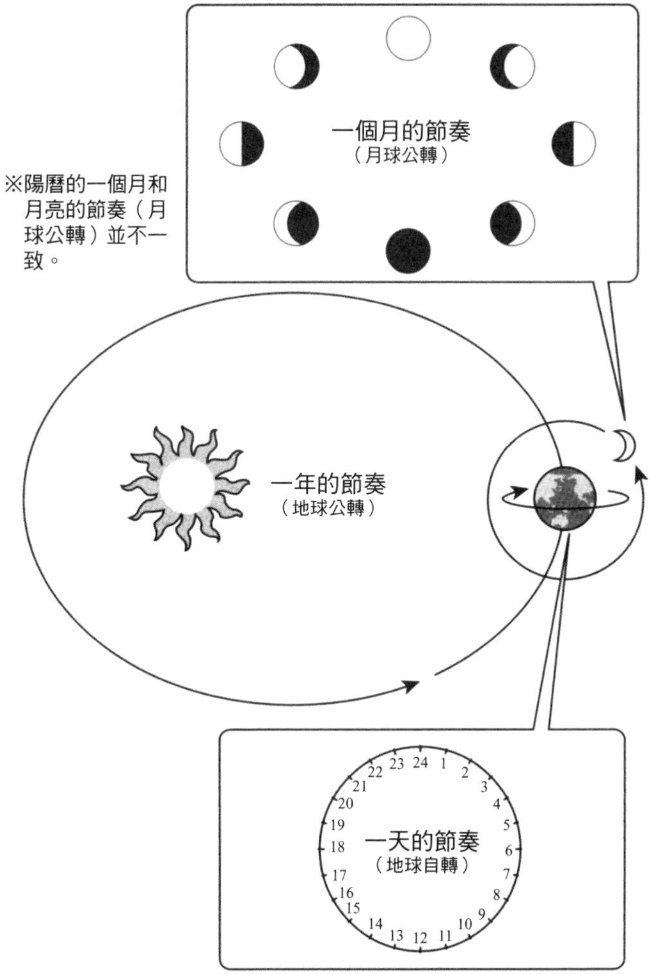
一個月的節奏
（月球公轉）
※陽曆的一個月和月亮的節奏（月球公轉）並不一致。
一年的節奏
（地球公轉）
一天的節奏
（地球自轉）
24 1 2 3 4 5 6 7 8 9 10 11 12 13 14 15 16 17 18 19 20 21 22 23

很早醒來，因此生活習慣變得不規律，隨之而來的就是帕金森氏症的症狀更容易惡化。

「照射陽光，是為了讓晚上能好好睡覺。只要夜晚能睡著，就容易消除時鐘基因的混亂。」根據佐古田院長所言，對這樣的患者照射一定時間的人工光源，就能改善睡眠周期前移失調，除了能讓他們在早上起床，也可改善步態凍結（freezing of gait）治療藥物帶來的副作用。

體內時鐘和疾病的關聯不只有帕金森氏症。

一旦體內時鐘混亂，身體內部就容易發生各種問題，如因高血壓或高血糖引起的代謝症候群（metabolic syndrome）、荷爾蒙失調、有時還會發生細胞癌化。

## 為什麼體內時鐘混亂會和疾病產生有關聯？

好比電車因大雪而誤點，則這個混亂也會影響到其他路線。交通機關因為開展了路網，這樣的問題如果到處都有，圖表線路就會大亂，並將數千、數萬人捲進這場混亂，癱瘓工作或日常生活。

研究生物時鐘並帶入醫療的成果稱為「時間醫學」，我們體內也會發生和這個一樣的問題。因為體內時鐘這個圖表混亂，使代謝這條流通路線產生問題，於是各種疾病找上門。

掌握這個關鍵的除了前面提到的視交叉上核中的主要時間基因，還和全身細胞內藏的時間基因有關。

母時鐘和子時鐘雖然各自努力著，但身為交響樂團指揮的還是母時鐘。「天亮了」——母時鐘得到這個資訊後，就會將這個資訊傳達給全身的子時鐘。

體內時鐘的研究者明石真（山口大學時間學研究所教授）以過橋人的行

動說明二者的關係。

「請想像橋上有很多人通行的場面，每個人若用各自的步調行進，則橋的搖晃幅度小，如果全員步調一致，則會開始大幅搖晃。與此相同，為了保持身體的節奏，必須有一個如電塔一樣大的時鐘合起每個細胞的時鐘指針，這個電塔就是位於大腦下視丘的視交叉上核。」

因為時間基因而連結的每個細胞，在生活節奏混亂時就會影響全身。

光看代謝這一項就有無法順利運送營養（高血糖）、血管幫浦不易運作（高血壓）、血管囤積多餘脂肪（高血脂）……當這些症狀慢性化、複合之後就會演變成代謝症候群，無法如願製造活動所需的能量。

如此一來，未來將面臨動脈硬化——佔日本人死因三分之一的就是心肌梗塞、腦中風等血管相關疾病。

此外最近還發現「氣喘常發生於天亮前」、「心肌梗塞或腦中風好發於早上」、「高血壓則是黃昏常發作」、「腦出血風險高的時間是晚上」，這是依據時間區段，得知不同病症容易發作的時間。

不只血壓或血糖，體溫、心跳、血脂等也會依時間有一定節奏的變動，身體裡沒有任何一個部分是不按照體內時鐘行動的。

時間醫學就是根據這個事實，針對各種疾病好發的時間進行必要的投藥與治療等研究，補強過去的西方醫學治療、提高治療率，受到各方期待。

但並不是只要曬太陽就不會生病、調整生活節奏就能讓病好起來，只不過若不注意這點，身體不適就有可能慢性化，患病風險也會明顯提高。而且持續不規律的生活習慣，就算調整成營養均衡的飲食或是想減肥，也很難看到效果。

如果你覺得最近身體狀況很差，在你做各種嘗試之前，請先試試改變生活節奏，每日早起沐浴晨光吧！光是這樣做，就有可能改善身體的不適喔！

## 特定生理現象和疾病容易發生的時間區段

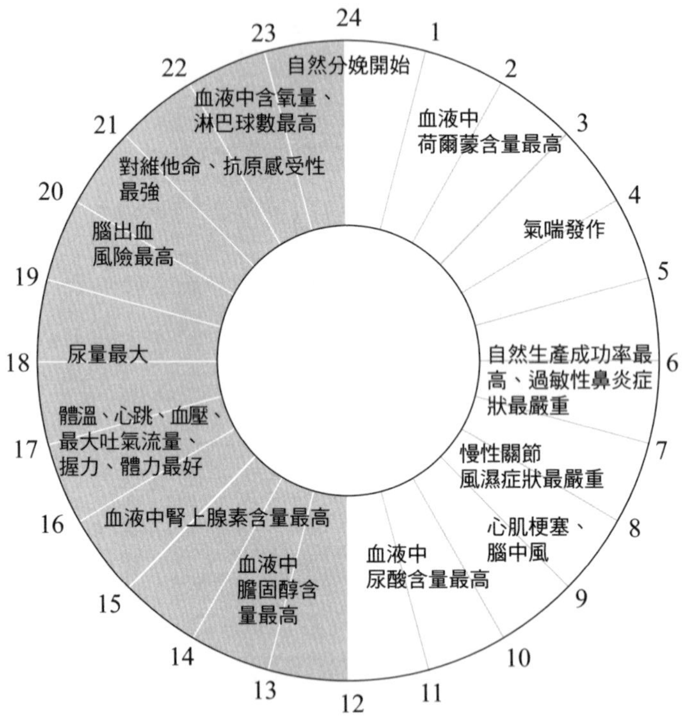


根據上田泰己（理化學研究所生命系統研究中心教授）資料製圖

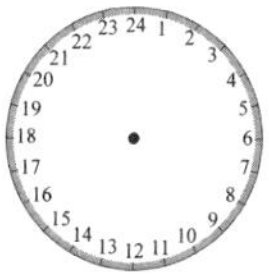


## 睡眠和覺醒乃所有活動的基礎

以人類這樣的日行性生物為例，早上起床後曬曬太陽，在白天活動是基本習性。他們依此維持健康、設定體內時鐘，適應周圍的環境。

和這個節奏有深厚關係的是稱為麥拉寧的荷爾蒙。

麥拉寧是由大腦松果體這個器官的血清素製造，隨著麥拉寧分泌使體內溫度，也就是深部體溫下降，好產生睡意。

因此麥拉寧被叫做「睡眠荷爾蒙」，而這裡希望讀者注意的是，麥拉寧的分泌是由主要時鐘基因所控制。

首先，早上曬太陽後，透過視網膜能給予松果體（利用有著體內時鐘的視交叉上核）刺激。接著，身體會抑制麥拉寧合成，體溫也慢慢上升開始適合活動。

另一方面，白天分泌量增加的是由大腦縫核（raphe nuclei）合成的血清素，隨著分泌增加將使我們甦醒。此外，血清素也控制腦內的多巴胺和正腎上腺素（norepinephrine）分泌，具有安定身心的作用。

研究血清素的權威有田秀穗（東邦大學醫學系統合生理學名譽教授）提出，促成血清素分泌的條件有以下三點。

1. 曬太陽
2. 規律運動
3. 理毛

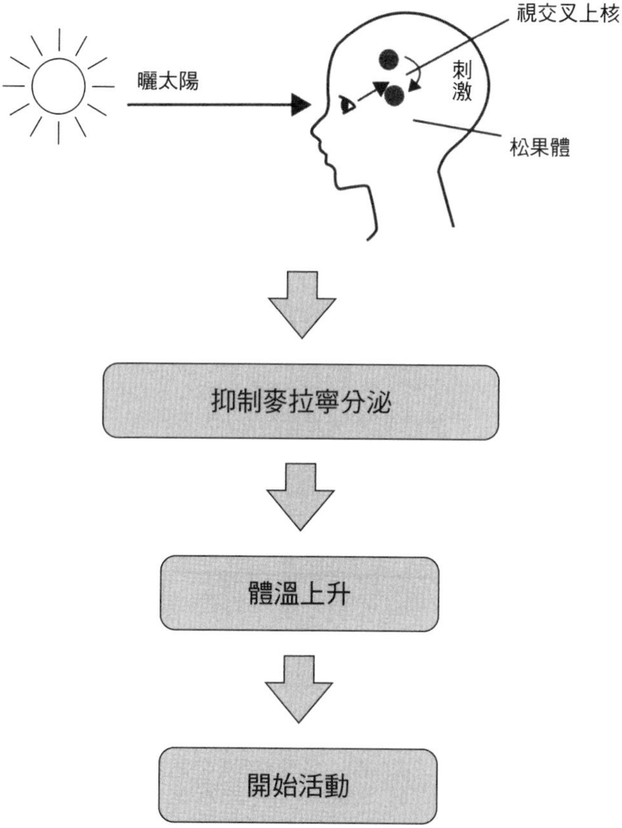


因陽光醒來的行為，和大腦縫核的血清素分泌有關。

這裡的理毛是引用動物行為學的用詞，在這裡我們可以視為「人與人的接觸」。

換句話說，早上起床後曬曬太陽，在白天適度的活動身體並和人社交能活化血清素的分泌，使我們整天都能舒適的活動。

「血清素分泌最重要的就是能切換自律神經，自律神經在活動時交感神經活躍，休息時是副交感神經活躍，而曬太陽促進血清素分泌後，就能使睡眠時活躍的副交感神經交棒給交感神經，促進甦醒。之後，因為白天的血清素分泌增加，這時會使交感神經交棒給副交感神經，達到身心安定。」有田教授如此表示。

太陽下山後天色變暗，於是血清素的分泌減少，睡眠荷爾蒙麥拉寧的分泌增加。

慢慢地，因為深部體溫下降，活動力低落，我們的身體就會想休息。隨

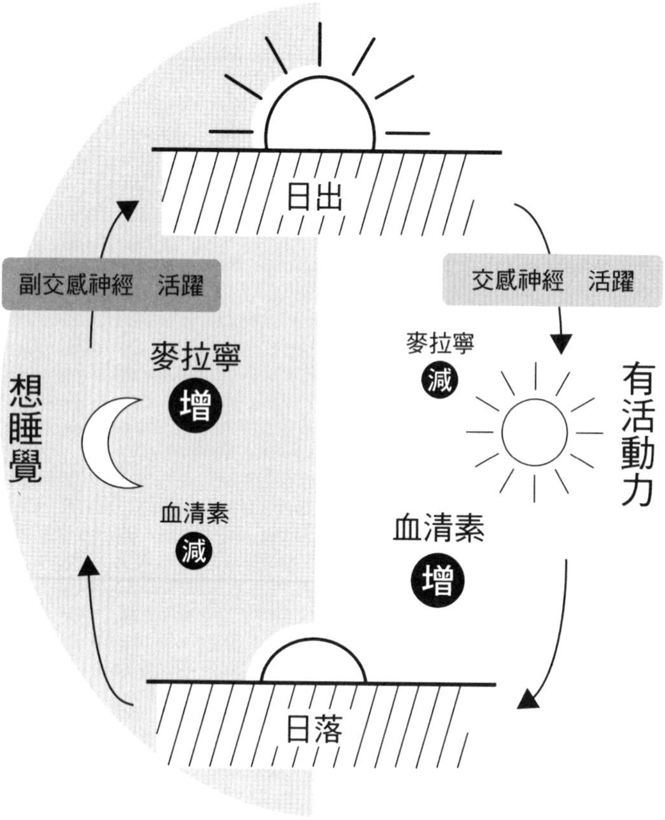
日出
副交感神經　活躍
交感神經　活躍
麥拉寧
增
想睡覺
血清素
減
麥拉寧
減
有活動力
血清素
增
日落

著外部環境的晝（明）夜（暗）變化，我們的身體會自然想睡覺。

我們就是以這個覺醒和睡眠的循環為基礎來生活，接著從下一章開始，我將對一天之中各種行動最適合的時間區段做具體介紹。

第2章

# 讓一天清爽開始的早晨時光

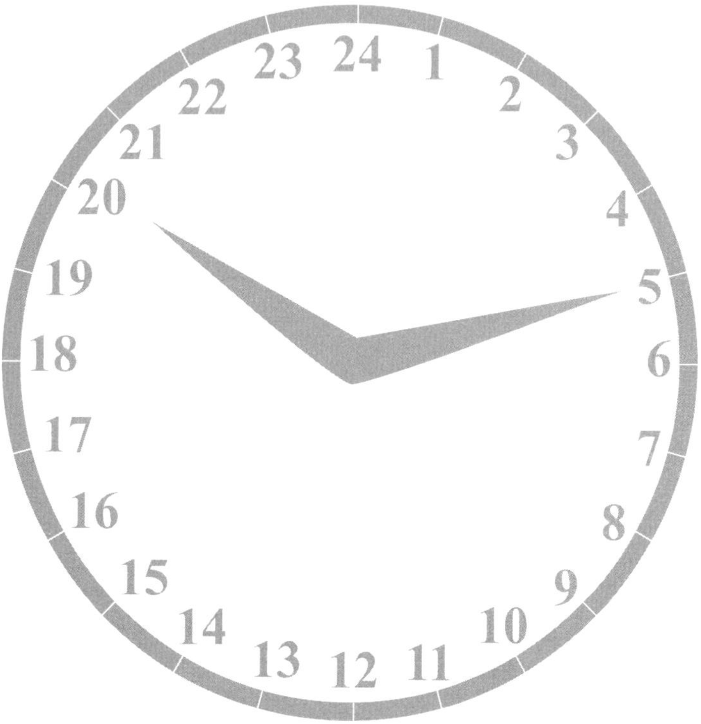

## 早上健走能活化大腦

從幾年前開始，社會人流行著朝活（晨間活動）。因為朝活的時間是上班前，在七至九點有很多人進行各種活動，因為想要朝活而調整生活作息早起並不是件壞事。

唯一的問題是，身體吃不吃得消。如果沒有注意自己的身體狀況硬要朝活，反而會為身體帶來負擔，只是徒具形式的時間運用，所以首先要創造能在早上確實活動的狀態。

吃飯、睡覺、呼吸、曬太陽……生物就是透過這樣的活動節奏來維持健康。

無視這個節奏生活的話，早上就會沒有活力，大腦也無法隨心所欲的運作。即便在這樣的狀態於早晨學習、活動身體，也只是累積疲勞，說不定還會妨礙工作。

早上起床後沐浴晨光，首要之務是重設腦內視交叉上核的「母時鐘」，調整身體的節奏。像這樣打開體內時鐘的開關，使沉睡的身體慢慢醒來，體溫也會跟著上升，接著才是從早上開始舒暢的活動。

但我還是不希望大家突然做激烈運動。

應該有些人會每天早上跑步，但早上的體溫還很低，身體還沒完全醒來。在這樣的狀態運動會給身體帶來負擔，反而有可能危害健康。所以我推薦早上健走，這種能幫助體溫上升、讓身體達到暖呼呼狀態的運動。選擇跑步的人也不要太過勉強自己，以得到暖呼呼狀態為目標進行吧！

早上適度的運動，能活化大腦，提高學習效果。

哈佛大學醫學系副教授約翰．瑞提（John J. Ratey）的著作《運動改造大腦：IQ和EQ大進步的關鍵》（*Spark: The Revolutionary New Science of Exercise and the Brain*）中提到，運動能讓大腦神經細胞內部的BDNF（大腦衍生神經營養因子）這種蛋白質大量分泌，促進腦神經細胞和血管的形成。

「我們的身體本來是用來鍛鍊的，而在鍛鍊身體的同時，我們也在鍛鍊大腦，學習與記憶和我們老祖宗賴以覓食的運動功能一同被演化，所以對大腦而言，如果我們不動，就沒有學習任何事物的必要。」（摘自《運動改造大腦》）

具體來說，工作前的運動能得到「首先是心態做好準備、頭腦清晰、注意力提高、更有衝勁與活力」（摘自《運動改造大腦》），也就是不只提升了體溫，還活化了大腦。

每個人適合的運動量都不一樣，決定接下來要在早上運動的人，可以把搭捷運通勤改成騎腳踏車，或是提早一站下車慢慢走去上班，這樣是最好的。

這麼做的目的是為了讓體溫上升，這個過程能讓你得到大腦活動量提高的好處。

找到自己適合的距離和時間，準備開始一天的活動吧！

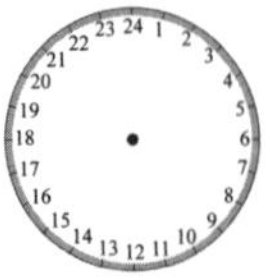


## 最適合的起床時間是早上六至七點

早上該幾點起床比較好？

回答這個問題之前，我想先說說關於最適當的睡眠時間，根據專門研究預防醫學的醫學博士石川善樹所言，雖有個體差異，但根據統計，七小時左右是必須的。

「舉例來說，有資料顯示睡眠時間短，大腦老化速度會變快。雖然一般認為的睡眠循環是以九十分鐘為單位，但這也有個體差異，不能一概而論。請以七小時為基準，留意睡眠，至少保持在白天不會想睡的程度。」

根據石川博士所言，我們來想想在日本，一般來說該幾點就寢。

如果晚上十點就寢，是相當難實行的事吧！就算努力不熬夜，應該也有很多人覺得在十一點至十二點睡覺就是極限了。

決定好自己的就寢時間後，再往後加上睡眠時間七小時。於是……

十一點睡覺，六點起床。

十二點睡覺，七點起床。

因此，我才會希望盡可能地在工作前留下二小時的準備時間。其中一個理由是，為了讓起床後的體溫能緩慢上升，應避免激烈的活動，另一個則是要確保早餐時間。

以十一點睡覺為例，隔天早上六點起床後曬曬太陽，作點輕鬆的運動暖身，然後悠閒的吃早餐，八點出門，會形成這樣的循環。此外，好好咀嚼也是很優異的暖身運動，它能增加促進覺醒的血清素分泌量。

出勤時間比較早的人，或是通勤時間要花二小時的人，這樣的生活節奏或許很困難，但請以「睡眠七小時」為基準，調整自己的起床和就寢時間。

首要之務是降低熬夜的習慣，熬夜是破壞生理時鐘的主要因素，身體不好的人要花心思早點睡。因此，我推薦先畫出睡眠時間到起床時間的區間。

# 有時不吃早餐比較好

吃早餐比較好？還是不吃早餐比較好？關於這點，專家有不同的意見。認為吃早餐比較好的人，是基於吃早餐能促進胰臟分泌胰島素，以此來重整體內時鐘。而且，因為細胞製造能量的過程會產生熱，這也能使體溫上升。依此結果，吃早餐能提高活力。

這是吃早餐的主要優點。

但是另一方面，也有因斷食（少食）提高健康狀況的時候。這一派的說法是，不吃早餐比較好，也就是認為吃早餐沒有優點。

到底要不要吃早餐，其實與當天吃早、午、晚三餐的時間有很大關係。

掌握這個關鍵的是，被稱為「腹時鐘」的另一個體內時鐘。這個時鐘與太陽光無關，是依吃飯時間影響下視丘背內側核（dorsal medial hypothalamus）的時鐘基因。

將時鐘基因的作用納入新營養學而受到注目的「時間營養學」認為，規律的飲食，特別是「確實吃早餐」，乃啟動腹時鐘的原因。根據時間營養學的權威柴田重信（早稻田大學先進理工學研究所教授）所言，重點就是「早餐前那段長時間未進食的區間」。

因此理想的三餐時間，假設晚餐是六點至八點，早餐就是七點，中餐是十二點。

但是，因為工作忙碌，或是公司和家裡的距離遙遠，雖然早餐和中餐的時間一樣，每天的晚餐時間卻經常超過九點。

在這裡我們以早餐七點，中餐十二點，晚餐是非常晚的十點為例來思考。

依柴田教授所言，「以老鼠重現這個設定，檢視體內時鐘的變化。結果發現，不論一日二餐或三餐的生活模式，『絕食最長時間後的飲食，最有調節體內時鐘的效果』」。

換句話說，通常「絕食時間」最長的狀況是晚餐到隔天早餐之間，但若因為加班等狀況導致晚餐十點才吃，則中餐至晚餐的絕食時間會比晚餐至早餐的時間更長。這樣一來，早上要打開時鐘基因的開關就變得困難，也會導致生理時間混亂。

最好的狀況就是早點吃晚餐，但平常生活節奏已經亂了調的人實在很難這麼做。外加熬夜後又硬要早起，就算吃了早餐，體內時鐘也早已紊亂，所以身體狀況也很難變好。

所以這裡我想讓你注意的是，不要吃早餐的「斷食」。

英語的早餐是「breakfast」，據說這是「打破（break）斷食（fast）」的意思。

吃晚餐、不久後睡覺、迎接早晨……這個長時間的斷食後最先碰到的一餐就是早餐（breakfast），我們的身體此時會打開時鐘基因（腹時鐘）的開關，理解現在是早上了。

但是，再晚也要在八點前吃完早餐，這樣早餐才會是breakfast（打破斷食），晚餐越晚吃則到隔天早餐的間隔時間也越短，這樣打破斷食的效果也越低。

就算早上能好好起床，如果肚子不餓卻硬吃早餐也只會給身體帶來負擔。所以，如果晚餐很晚吃，就別拘泥於一日三餐的模式，試試「早餐斷食」吧！

雖然工作到很晚的話就沒辦法，但原本最好的狀況就是晚餐盡早吃完，

## 早餐能重設體內時鐘

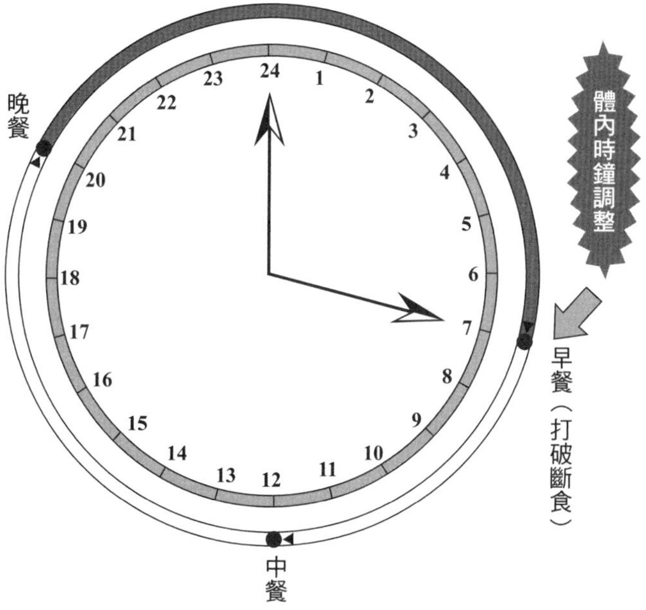


二餐之間的絕食時間越長，越容易重設體內時鐘。

晚餐後不吃點心或消夜。如果能做到這點，隔天早上就能好好的吃早餐。因為肚子也空空的了，代謝也能穩定進行。

但是，晚餐很晚吃的時候，早餐斷食能減輕消化道的負擔，我推薦大家試試。

這不是要說哪一派的說法比較正確，根據生活的狀況選擇吃或不吃才是重要的。

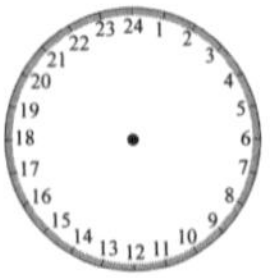


## 早餐吃麵包會讓幹勁下降？

你早上是吃「麵包」還是「飯」？

有許多機關統計過，其中大多數的結果都是，日本人早餐吃麵包的機率比吃飯的機率更高。

這不僅限於年輕世代，早餐選擇輕鬆就能食用的麵包，這樣的高齡人口也增加了。

但其實，我不太推薦早餐吃麵包。其中一個理由是，麵包比飯更容易過量攝取醣類。

吃麵包的話，不只麵包本身就富含高醣類，像丹麥麵包那種糖分高的甜麵包，或是塗果醬的種類也很多。

此外，原料中的小麥粉或砂糖的升糖指數，也就是ＧＩ值（Glycemic Index，吃下食物時，將血糖值的上升速度數值化得出的指數）特別高，和米飯相比，有讓血糖值急遽上升的風險。

通勤時，例如早上的尖峰時刻，壓力本來就是非常大的狀態。現在已知血糖值也會隨壓力上升，因此對通勤、通學的人來說，就算不吃甜食，血糖也有上升的傾向。

透過吃甜食使血糖值上升雖然能暫時有精神，但因為血糖值急速上升後胰臟會大量分泌胰島素，使血糖值急速下降。這樣一來，抵達公司時剛好失去活力，要啟動工作引擎也會變得困難。為了趕緊轉換為工作模式而拿出甜食，雖然能再度變得有精神，但不消多久，隨著血糖值下降又會再次失去幹勁……這樣反覆地吃下零食會使高血糖變得慢性化，提高得到糖尿病的風險。

不只這樣，慢性高血糖會因過度使用分泌胰島素的胰臟，還有因為壓力破壞了腎上腺皮質（adrenal cortex），導致腸道蠕動機能低下等，漸漸對內臟造成負擔。此外，一整天不間斷地讓血糖值上上下下，不只精神時好時壞，也對心理狀況有不好的影響。

順帶一提，根據佐古田三郎（刀根山醫院院長）所說，多數的帕金森氏症患者，都有早餐吃麵包等甜食的傾向，而且據說也有光靠改變飲食內容就改善帕金森氏症徵狀的病例。

「大家都認為帕金森氏症是大腦生病了，但在我接觸了很多患者後，感覺到腸道作用和飲食內容也與之有深厚的關係。不只早上曬太陽，透過飲食調整代謝節奏，也能夠調整生理時鐘，這對改善病狀也有效果。光是改變度過早晨的方式，讓自己更有餘裕，不只帕金森氏症，癌症或代謝症候群等多數疾病的罹患風險也會跟著降低。」佐古田院長這麼說。

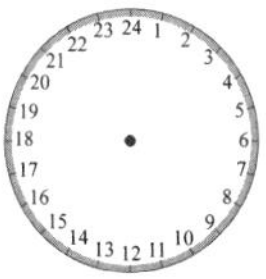

## 早餐吃麵包會提高罹患乳癌的風險？

早餐吃什麼？可能和癌症有關聯。

舉例來說，負責指導癌症患者飲食的營養師幕內秀夫就說，得到乳癌的女性中有八成的人早餐都吃麵包。

幕內營養師說：「麵包必定含有高油份是帶來問題的原因，比起煮的或涼拌、醃漬物，用油炒的、炸的、加上醬料的沙拉越來越多了，而且選擇這種餐點的人也經常吃甜點、蛋糕或餅乾之類的。」

換句話說，很多女性拿麵包取代白飯、選擇經砂糖或油帶來熱量的餐點。

幕內營養師根據他多年來的飲食指導經驗，認為過去的乳癌成因之一是吃太多高脂肪食物，最近則注意到這背後的原因是壓力。

甜食或炸物在抵達腸道前就會刺激大腦，而且這和使用麻藥一樣會養成習慣。大口吃下炸物等高脂肪含量的食物，不只這樣，吃完後還要來點甜的……這樣的早餐不只有營養方面的問題，還會與因為煩躁等造成老是想吃東西的「壓力飲食」連上線。也就是說，身體完全沒有需求，大腦卻產生想吃的欲望。如果無法切斷大腦的這種欲望，就無法脫離高糖、高油的飲食模式，也無法調整好身體的節奏。

身體不好的人，也請不要想得太難，就從把早餐的麵包換成飯開始試試。

有趣的是，根據時間營養學的研究，早餐吃飯搭配味噌湯和納豆（蛋白質來源，有時間的話可以煎魚），這個組合對於調整體內時鐘是最理想的。忙碌的時候也不用勉強，在便利商店買早餐的時候不要拿麵包，選擇飯糰配茶也沒關係。不需要困難的熱量計算，只要增加吃和食的機會，飲食就會更加均衡。

至於體內時鐘和飲食的關聯性，在第五章會再詳細解說。

第3章

# 根據時間的使用方式能提升工作效率

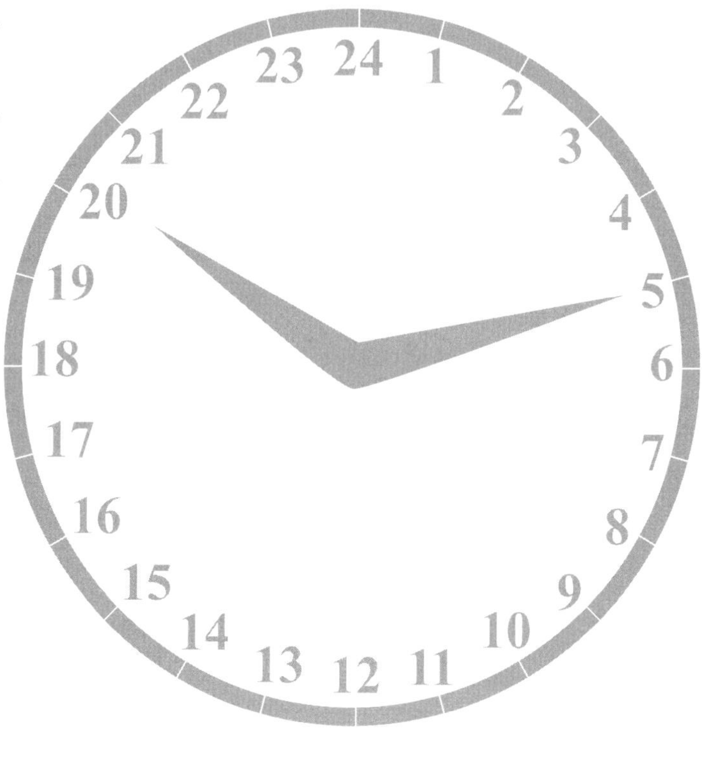

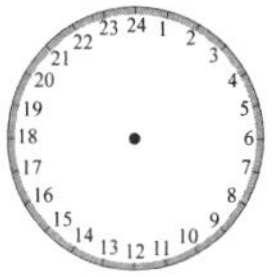

# 一天有二次工作能順利進行的黃金時刻

一天工作八小時，加班的話持續十小時以上的也大有人在，要這麼長時間集中精神說實在很困難。有效率的消化決定好的工作、提出好的意見、開會時主動發言，這些能力也會受到體內時鐘的節奏影響，其實一天之中會有「工作進展順利」的時間。不需要悶著頭努力，隨著身體的節奏更能有效發揮實力。

一整天內工作進展順利的第一個巔峰是，早上八點至十點。

這點與睡眠中的大腦活動有關。

睡眠中的大腦會反覆淺層睡眠的「快速動眼期睡眠」和深層睡眠的「非快速動眼期睡眠」，這個過程能去除腦內囤積的老廢物質，使大腦煥然一新。好好地睡覺，讓大腦重新開機，這麼做就能讓早上成為大腦自行活化的時間。

在體溫尚未充分上升的早晨，雖然不太適合劇烈的活動身體，但是動動大腦的辦公室工作正適合這段起跑時間。

下一個「工作進展順利巔峰」是幾點呢？

首先我希望你知道，基本上白天都是適合活動的時間。

早上起床開始活動後，體內的交感神經將變得活躍，體溫和血壓上升、血管收縮、心肺機能提高、瞳孔張開等，身心慢慢變得靈活，進入戰鬥模式。身體因為像這樣傾向積極狀態，大腦也更快開始工作。

時間醫學的研究者大塚邦明（東京女子醫科大學名譽教授）注意到，交感神經在此狀態的動作將與荷爾蒙分泌互相影響。

「交感神經在與由腎上腺分泌的多巴胺、正腎上腺素、腎上腺素這三個荷爾蒙共同活動時，能提高其效果。這三個荷爾蒙在血液中濃度最高的時候是下午一點至三點，交感神經最活躍的時間則是下午三點至五點，由此可說下午一點到五點是精神活動的最高潮，是心情好、體溫高、體力最好的時間。」

多巴胺的分泌增加會使欲望提高，進入快感模式，相對於此，正腎上腺素的分泌將帶動不安、恐懼和憤怒。

基本上，腦內製造出多巴胺後會以此製造正腎上腺素，接著腎上腺（腎上腺髓質）再由正腎上腺素製造腎上腺素。

腎上腺素也是在備戰狀態時會變得活躍的荷爾蒙，與在腦內擔任神經傳

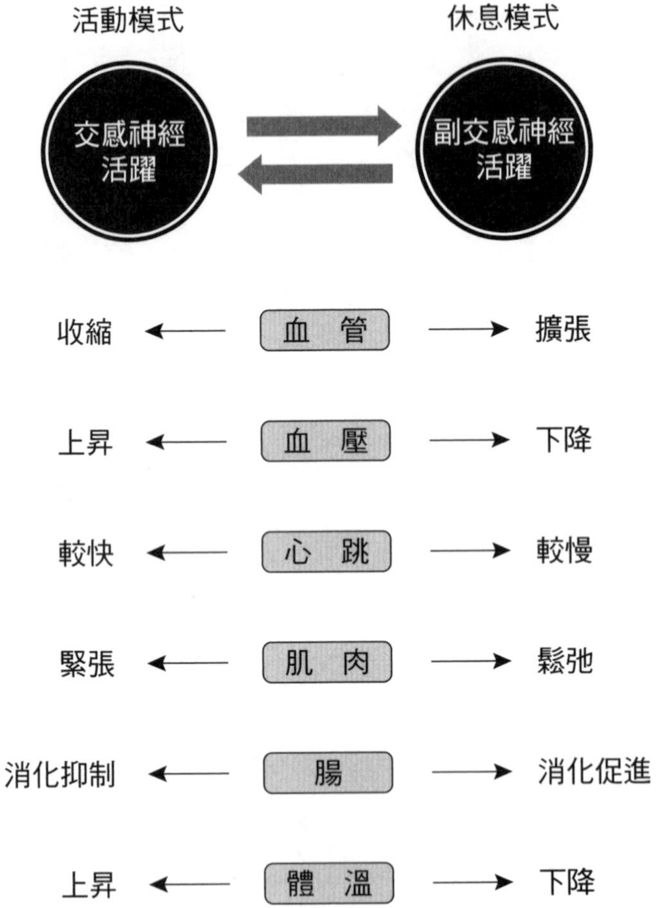
活動模式
休息模式
交感神經活躍
副交感神經活躍
收縮
血管
擴張
上昇
血壓
下降
較快
心跳
較慢
緊張
肌肉
鬆弛
消化抑制
腸
消化促進
上昇
體溫
下降

達物質的正腎上腺素不同，腎上腺素在體內負責傳遞興奮的訊號給組織或器官。借助這些積極傾向的荷爾蒙之力，身體機能開始上升，使我們的身體慢慢地變成善於發揮能力的狀態，於是工作推進、發想力提高、出現未曾想過的點子。在這層意義之下，荷爾蒙如此分泌的時間就可以說是容易發揮創意的時間。

具體而言，神經系統和內分泌系統（荷爾蒙）以及體溫上升（自起床至傍晚持續上升，隨著夜晚來臨下降）尖峰重疊的下午四點至六點是身體機能最高的「黃金時刻」（從生理角度來看是身體最有活力的時間，本書以此稱呼）。

要調整健康狀況，就要有效使用這個「進展」時間，讓工作更有效率地完成。

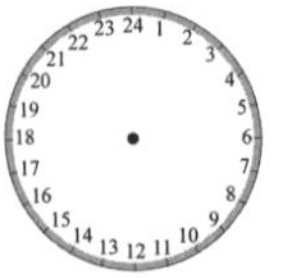

# 為什麼午餐的吃飯方式會影響工作出錯機率？

你在工作午休時的午餐會吃多少？

如果早餐吃得很豐盛，午餐自然就會吃少一點吧？但是，就算肚子還沒餓也不可以不吃午餐喔！因為你下午還是會餓，那時就會隨手拿出點心或麵包一點一點地吃下肚。與其這樣，在固定時間吃飯比較容易調整身體的節奏。

然而恐怖的是午餐後的睡魔。

體內時鐘的基礎是晝夜節律，這點在第一章說過，但其實除了這個大約一天的節奏，還有一個半日（約十二小時）週期的節奏也被發現了。

這稱為半晝夜節律，在下午二點至四點會活動力下降，強烈睡意來襲。

晝夜節律因為是以早上醒來，晚上想睡覺的節奏設定身體節奏，凌晨二點至四點是睡意最強的時刻，半晝夜節律則是在下午二點至四點會處於「魔性時間」。

實際上，根據瑞典對七萬五千名瓦斯工作者為對象做的統計，白天的話，下午二點最常出現作業失誤。雖然不像晝夜節律會在深夜被強大的睡意擁抱，但這時集中力下降，身體開始想睡覺，與午餐的時間重疊。

一般會認為「因為吃完飯所以想睡覺」，但不只是這樣，午後的睡魔是確實組合在身體節奏裡的其中一個生理現象。

話雖如此，但工作很多的人應該還是想盡可能地擺脫睡意。

而關鍵就在於飲食的量與質。

舉例來說，因為肚子空空的而吃到非常飽會怎麼樣？這時問題最嚴重的就是醣類吃太多。

為了有效率的使用短短的午餐時間，決定選擇快速、便宜的好吃蓋飯或拉麵一口氣扒完。接著，血糖快速上升。不只填滿了空空的肚子，活力也開始湧現，但急速上升的血糖會帶來胰島素分泌，不久血糖值又開始快速下降。不消多久活力就會散去，接著席捲而來的是睡意、疲倦和身心煩躁。

這種血糖值忽高忽低的狀態叫做「血糖值尖峰」。

這會和原本體內的半晝夜節律重疊，使睡意倍增。

吃過飯後血糖值上升是很自然的，但如果是因為沒吃早餐而在中午吃了一肚子，則血糖值會急速上升。血糖上升是營養補給的訊號，所以身體會安心的切掉活動開關，這就是產生睡意的原因。

相反的，血糖下降則是營養不足的訊號，對動物來說，就必須尋找食物。這時會轉換為覺醒模式，同時產生煩躁感。血糖值忽高忽低（血糖值尖峰）持續的話，就會反覆想睡、疲倦和身心煩躁，身體也會漸漸變差。

為了不變成這種樣子，搭配下午的工作來調整午餐的量和飲食方法吧！

如果有好好吃早餐，中午就選擇醣類少的蕎麥麵或來顆飯糰之類的，輕食也能感覺飽足。便利商店賣的糖炒栗子、烤地瓜、香蕉等也是不錯的選擇，甜食的話盡量不挑精緻食品，選擇接近食物原型的食物能讓血糖值的上升幅度緩和，也能減輕消化負擔。

在意血糖值的人可以選擇ＧＩ值更低的腰果、核桃等堅果或起司、水煮蛋等來組合搭配。

不管選擇哪一種，要使工作狀況順利，就不能在午餐選擇拉麵加飯、蓋飯加蕎麥麵這種碳水化合物的組合套餐。嘗試早餐斷食的人也要控制這種一次吃很多的套餐，讓自己吃八分飽就好。把「吃太飽的話下午就做不了事了」這件事放在心上，就會注意午餐的選擇方式。

## 下午二點至四點是「睡魔」模式

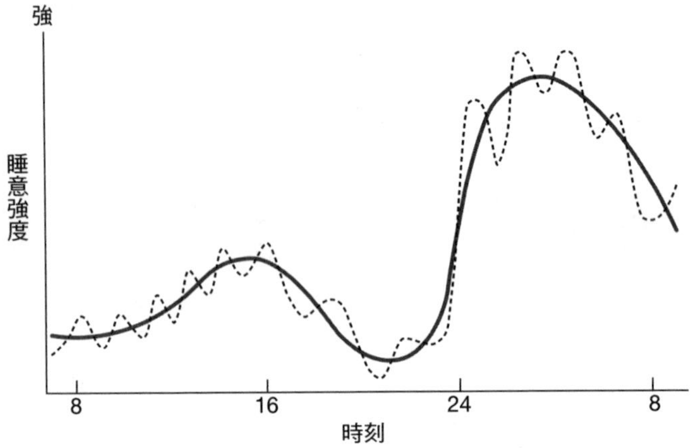


由Lavie P, et al, 1985製作

午餐後想睡覺不只是因為吃太多導致的飯後高血糖，也與體內時鐘（半晝夜節律）的影響有關。

吃飯這件事，因為消化時副交感神經活躍，交感神經會從戰鬥模式切換成休息模式。慌張地大口進食，不只消化不良，還會持續壓力滿點的戰鬥模式。

戰鬥模式是一種讓血糖值容易上升的狀況，滿懷壓力的一口氣吃進午飯，只會更加助長血糖值尖峰。

不只要注意吃什麼，也要將意識的模式轉換到「悠閒」，才能對抗午後的睡魔和煩躁。

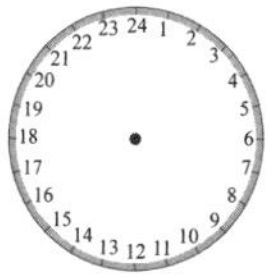

## 午餐後的睡意可靠健走提高活力！

要對付午餐後的睡意，可不能錯過運動的效果。

不小心吃太飽的話，直接坐回座位當然會想睡，但是散步十五分鐘左右，或是上下樓梯就能使血糖下降，輕鬆抑制血糖值尖峰。

運動能讓血糖值下降的原因是，肌肉中的葡萄糖運送蛋白質（GLUT4）活躍，血液中的糖被細胞取用，運動還能讓搬運糖給細胞的胰島素更能發揮效用。

下午是多巴胺、正腎上腺素、腎上腺素等大量分泌的時間，因為身心的活躍度提高，是最適合運動的時間。尖峰時刻會落在下午四點至六點，此時也是運動效果高的黃金時刻。

午餐後活動身體，切換副交感神經的開關至交感神經，自然能提高活力。

但是，如果身處午餐會議之類吃飯時也要維持交感神經活躍的戰鬥模式，在吃完飯後就必須要有休息時間。遇到這種狀況，散個步舒緩緊張感後，到咖啡店或公園的長椅等地方閉上眼睛坐個十分鐘，好好放鬆吧！

為了安定自律神經，就這樣稍微打個盹也不錯。

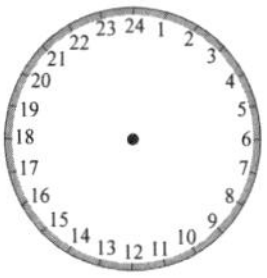


## 午睡十五分鐘能提高考上明星學校的機率！

如果午餐後的睡魔是自然生理現象，那乾脆好好睡個午覺說不定還能防止下午睡意來襲……這麼認為，而且實行的人也許存在。

午睡的習慣，在以西班牙為首的拉丁文化圈稱為「siesta」，是實際存在的文化。據說siesta一詞源自於第六小時（sixth hour），含有日出後六小時「過午休息」的意思。

事實上，西班牙在午餐時間後的下午二點至五點，因為大部分的店都會休息，路上也幾乎不會有人，據說在那段時間就會有人乾脆睡覺。

如前面所說，依照半日（約十二小時）週期的半晝夜節律，下午二至四點是活動力降低的睡意尖峰時刻。從這點來看，長久以來的傳統，從下午二點開始的siesta可說是非常合理的習慣呢！

而這裡的問題在於睡眠的長度。

下午睡了一場好覺的話，體內時鐘的節奏就容易亂掉。人類是在白天活動的日行性動物，要在晚上睡覺才能使生理時鐘正常運作。

此外，就生理習慣來看，一旦進入深層睡眠，醒來後大腦也暫時無法工作，體溫也因為降低了無法如願活動身體。

那麼應該睡多久才能給予身體正向效果？

專門研究睡眠的內村直尚（久留米大學神經精神醫學講座教授）指出，

福岡縣內知名的升學高中，縣立明善高等學校自二〇〇五年導入下午上課前十五分鐘的午睡時間，據說該校學生考上明星大學的機率大幅增加。

日本雖然沒有siesta那麼長的休息時間，但是如果午餐吃太飽或者前一晚睡太少、感覺精神不濟的話，設定十五分鐘左右的午睡時間應該不錯。一般來說，如果有三十分鐘以內的短午休，則大腦機能回復、工作效率也會提升。關掉電腦、設好鬧鐘後趴在桌子上睡一下，就能實踐「對身體來說剛剛好的午休」。

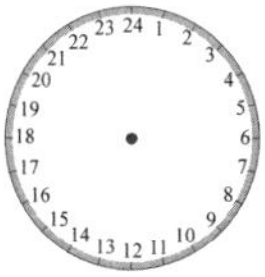


## 不會破壞體內時鐘節奏的飲料

為了提升工作效率，不得不注意的就是整天下來要勤勞補充水分。

首先我想推薦你的是，早上起床後「喝一杯水」。

這時喝下的水會先被運送到胃，引起「胃結腸反射」，使大腸開始工作。接著，因為腸道開始蠕動，早餐的消化也很順暢，重設體內時鐘也變得容易進行。如同打開電腦就是工作開始的訊號，喝水也能讓身體感覺到一天的開始。

此外，選擇不會帶給消化負擔的水果，除了能補充維他命和礦物質等營養，還能同時延長水分補給。

睡眠時的身體因為會堆積許多老舊廢物，必須透過尿液或汗水排出，攝取水分才能讓身體開始新的循環。這時喝下的水也有促進身體代謝的效果，但因為太冷的水會為腸道帶來負擔，冬天時別忘了特別準備熱水，撫慰肚子。

另外，同樣是水分補給，但飲料、汽水、加糖的罐裝咖啡等，是應該極力控制的飲料，因為這些飲料內含的甜味成分「高果糖漿」（High-fructose corn syrup）會帶給身體問題。

高果糖漿主要由玉米製作，玉米含有膳食纖維（Dietary fiber）、維他命和礦物質，但高果糖漿裡沒有這些營養，幾乎百分之百就是糖。因此，雖然同樣是糖卻很容易被腸道吸收，不須透過咀嚼分解，使飯後血糖值轉眼間上升。

營養師幕內秀夫說：「高果糖漿恐怖的地方是，就算肚子很飽也喝得下。」簡單來說，這麼大量的糖不是透過正餐攝取的。

在歐美國家，因為高果糖漿的過量攝取引發了嚴重的肥胖問題，這點對日本人來說，風險一樣存在。而且因為是能馬上吸收的能量，對大腦來說能量是越多越好的，於是導致你更容易想要吃糖、增加攝取欲望。幾乎所有甜點都是這樣，因為大腦將甜味當作快樂的記憶，這樣的快樂記憶更助長了「無法戒除、不想停下來」的狀態。

前面說的飲料，其原料標示會是「果葡糖漿」或「葡萄糖異構糖漿」，這些都是使用高果糖漿。此外，疲勞時會喝的營養補充品也有多數內含高果糖漿，因此不建議多喝。喝了營養補充品會感覺精神一振是因為血糖值暫時上升，加上咖啡因的醒腦效果。

想要調整日常生活節奏的人，應盡量避免攝取此類飲料。

為了不在補充水分時破壞體內時鐘的節奏，並促進代謝更順暢，選擇沒添加多餘東西的水（市售礦泉水等）是最好的。

含有咖啡因的咖啡或紅茶、綠茶等因為利尿，很難與水分補給做連結。因為咖啡因的醒腦作用強，想要轉換心情時再喝比較好。

飲用的最佳時機除了早上，我還想推薦午餐過後。因為咖啡因醒腦，能壓制午餐後的睡魔。其中咖啡含有的咖啡因最多，在重要的會議之前，當作習慣來一杯也不錯。

順帶一提，大家都認為綠茶的咖啡因含量也很多，但綠茶中咖啡因含量特別多的只有高級茶玉露，一般的綠茶或煎茶與咖啡比起來並不多。需要醒腦時，請將咖啡當作第一選擇。

此外，早上工作前喝杯咖啡或茶也很不錯。但另一方面，睡前的咖啡會提高交感神經的活躍度，將導致體內時鐘的節奏崩壞。咖啡因的效果會在喝下後二十至三十分鐘顯現，並持續二至四小時，應避免晚上飲用。

晚餐後想來個晚茶時間的話，選擇無咖啡因的花草茶等還能放鬆身心。

## 「微笑時間」能提高免疫力

只要活著、活動著，就不可能沒有壓力，問題是該如何呵護累積壓力的自己。

想要有效率的處理工作，在白天這個活動期不要使交感神經太亢奮，也就是不要過度煩躁或興奮。

為了做到這個最重要的就是刻意製造「微笑時間」。

也許有很多人覺得要在壓力大的白天微笑很難，但是研究自律神經的醫師小林弘幸（順天堂大學教授）說：「就算是假笑也能使自律神經起反應，切換到副交感神經。」

就算沒有開心的事，只要提起嘴角就能活化副交感神經，得到放鬆，所以一定可行。

副交感神經活躍時，不只身心放鬆，連白血球中掌管免疫力的淋巴球都會變得活潑。淋巴球中具有攻擊癌細胞的自然殺手細胞（NK細胞，Natural killer cell），因此也有「笑能預防癌症的」資料。

小林醫師還說，除了微笑還有其他重要的事，像是「深沉的呼吸」、「慢慢的動作」。如果覺得煩躁無法微笑，那就去悠閒地散步，到寬廣的地方深呼吸，最重要的就是讓自己「放鬆」。

我們的身體因為免疫系統、荷爾蒙等內分泌系統和神經系統它們良好的互相配合才能保持穩定，讓自己從交感神經活躍的戰鬥模式放鬆下來，就能調整自律神經的平衡，隨之而來的是免疫系統和荷爾蒙的分泌也變得穩定。

為了調整混亂的體內時鐘，透過微笑放鬆壓力很重要。

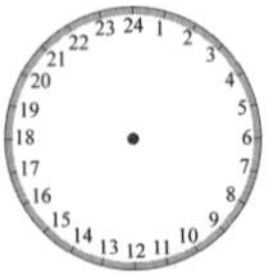

# 忙碌時晚餐分二次吃

調整好狀態後，到了傍晚四點至六點的黃金時刻，工作就能順利完成。

令人困擾的是，如果在這段黃金時刻工作順利，往往就容易錯過吃晚餐的時間。因為工作效率好就會想要做完，就算肚子餓了也會覺得晚點再吃，於是延遲了晚餐時間。

實際上，吃飯會切換交感神經至副交感神經，因為消化也需要使用能量，會使開關暫時切掉。

時間營養學十分重視晚餐至早餐這段斷食期間，所以基本上建議要在晚上九點前吃晚餐，但如果辦不到的時候該怎麼辦呢？

我會推薦的折衷辦法是，「晚餐分二次吃，傍晚時先填填肚子」。這樣從中餐到晚餐的斷食期間縮短了，早餐時再重設體內時鐘，讓身體的節奏比較好被調整。雖然這只是為了不讓體內時鐘節奏崩壞的辦法，但很有趣的是，這和營養師幕內秀夫推薦的晚餐進食法不謀而合。

在這裡我將幕內營養師的建議整理出來，這是他在看診時會實際告訴患者的內容。

1. 因為工作關係回家後晚餐時間太晚的人，可以在五、六點時到便利商店吃飯糰或海苔捲等飯類輕食。
2. 選擇油糖皆少的烤地瓜、糖炒栗子或香蕉等也可以。
3. 不要喝罐裝咖啡或飲料，改喝茶或水。
4. 回家後，如果超過十點吃晚餐，請以粥或雜炊、麵線、蕎麥麵等麵類為主食，配菜以魚或燉煮菜色為中心，不選肉類或炸物。

5. 晚上喝酒的人，可以用一小碟生魚片或燙青菜做下酒菜。

6. 覺得有點餓了，不要吃甜點，來點甜酒或重湯（用熱水沖泡葛粉）。

基本上，注意不要吃太多油和糖，選擇「傳統和食」就能調整身體的節奏。想要提升工作品質的人則是要改變自己大吃大喝或愛吃炸物的飲食習慣，選擇對身體好的飲食方式。

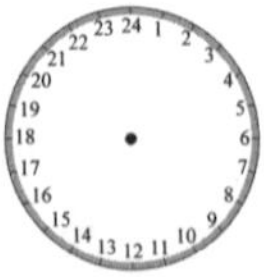


## 學習效果和發想力根據睡眠前後的時間決定

好好睡覺能讓大腦在早上變得活躍，這件事前面已經講過了，這和「電腦最佳化」十分相似。

持續使用電腦後，它的效能會開始慢慢減弱，即使敲了鍵盤也無法正確做出反應。這是因為過去輸入的資料和檔案散落在硬碟各處，處於雜亂狀態。就算進行必要的作業程序，也會因為尋找資料很花時間，反應變慢。

電腦為了改善這樣的反應不良，有著整理資料讓電腦最佳化的程序，人類的大腦也是在睡眠時進行最佳化的。這是在整理大腦這個房間裡囤積的垃圾，為了改善腦內環境的過程。所以不讓大腦進行最佳化，熬夜塞進學習資料是不會有效果的。

睡眠時，大腦因為幾乎無法接收新的資訊，會將已經累積的情報分類處理，使之成為記憶固定下來。根據腦科學的各項實驗，發現非快速動眼期睡眠期間，腦內的運動皮質區（motor cortex）和感覺皮質區（sensory cortex）之神經細胞變得活躍，此時會進行「記憶固定化」。

通常，起床時的記憶因為會暫時變得模糊，就算回想也很難想起來。但是，透過睡眠固定後的記憶，在睡前再次強化就會很難忘記。這也就是說，好好的睡一覺能提高記憶力，還能增進學習效果。因此，必須記得的重要事情，就趁晚上確認內容後早點睡覺，隔天再學習更容易記住。

該提供點子的時候，首先要在晚餐後的放鬆時刻檢討白天提出的企畫。據說心情放鬆、穩定的時候，腦內稱為α波的八至十三赫茲波型會頻繁出現，這時容易產生意想不到的點子或積極的想法。大原則是在晚上設定放鬆時間，而利用那段時間的放鬆來增潤點子是十分可能發生的事。因此，在頭腦清醒的隔天早上再次確認昨晚的點子，做點細節調整，就能讓想法更為具體。

# 第4章

# 提高睡眠品質，消除疲勞的夜間時光

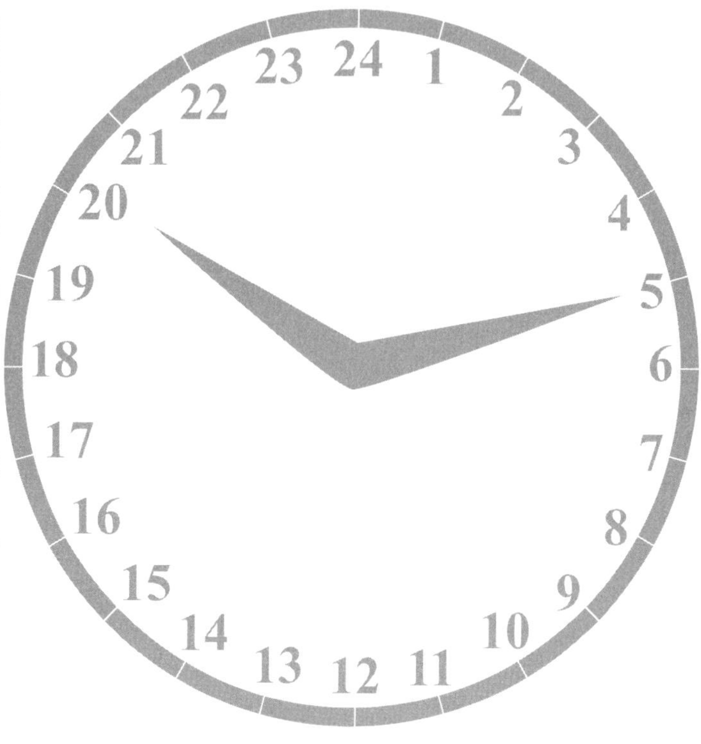

## 深夜飲酒或暴飲暴食，每周最多只能一次

想要調整體內時鐘的節奏、提高健康程度，另一個重要關鍵就是晚上的度過方式。

舉例來說，應該有人因為工作或為了發散壓力一週喝了好幾次酒吧！似乎也有很多人每天晚上一定都會來一杯，不喝個酒就睡不著。

此外，也有人晚上就會不小心暴飲暴食。雖然覺得不能這樣、這樣很糟糕，但你是否也有過深夜吃甜食的經驗呢？酒精加上暴飲暴食的組合應該也不少吧！

首先我們來想想「酒喝太多」這件事，你喝下的酒精會透過血液運送到大腦，因為神經系統的作用使感覺麻痺。這就是喝醉的狀態，過程中體溫會一口氣上升，然後急遽下降，因此喝醉不久後就會想睡覺。所以經常聽聞「因為想要早點熟睡，我每天晚上都會喝睡前酒」，但這時的睡意是借助酒精的力量，可以說是模擬體驗。

喝酒確實能早點睡著，但這會讓睡眠節奏亂掉，導致半夜突然醒來等，變得淺眠。這樣一來，就算能夠早點睡，卻也很難消除身體的疲勞。

像這樣紊亂的睡眠節奏，還會影響到隔天早上的身體狀況。

體溫在夜晚時降低，基本上睡眠時會持續低體溫的狀態，如果無法得到有品質的睡眠，就會和睡眠不足時一樣，起床後還是持續低體溫狀態。所以，酒醒後，隔天早上的身體會很疲憊，如果飲酒過量還會因為酒精分解不完全，隔天一整天持續那種狀態。這就是所謂的宿醉，因為低體溫的狀態持續，沒有活力，打開不了工作開關，相當不利於工作。

適度飲酒可以放鬆身心，但還是嚴禁喝太多。

儘管如此，有時還是要趁著酒席，才能解放平日的壓力，取得身心的平衡。但這卻也有健康上的風險，所以到底怎樣的頻率是可以的呢？

研究時間營養學的柴田重信（早稻田大學先進理工學研究科教授）透過老鼠實驗，調查暴飲暴食老鼠的體內時鐘節奏，得到「每周二天左右的暴食，體內時鐘的節奏還算容易回復，體重或體脂肪也沒增加」的結果。

這種暴飲暴食當然也包含了深夜飲酒。

「舉例來說，二至三小時的時差好調整，但差了五至六小時的話，身體就無法適應，所以精神也會變差。與此相同，放縱一天的話體內時鐘不會受到影響，但如果連續三天，時鐘的不精確度就會變得嚴重，導致身體狀況不好，對身體的影響也會出現。」柴田教授如此表示。

為了調整體內時鐘的節奏，應控制喝酒聚會為每周二次左右，然後增加晚上悠閒度過的機會。「發散壓力不是要你搞壞身體！」這只會兩頭空，注意體內時鐘的節奏，就能在不破壞身體的狀況下發散壓力。

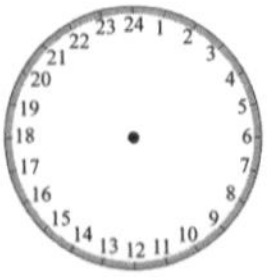

## 睡前一小時洗澡能降低憂鬱症發病機率？

隨著晚上度過方式的不同，還有可能防止精神低落，抑制憂鬱症等發病的機率。

首先來思考腦內荷爾蒙與精神的關係。

如同前面已經說過的，腦內的各種荷爾蒙中，與睡眠和覺醒循環相關的就是麥拉寧和血清素。

身為睡眠荷爾蒙的麥拉寧，在陽光充足的白天分泌量少，直到太陽下山進入晚上分泌量才會增加。結果就是增長睡意，這乃所謂的自然節奏。

另一方面，覺醒荷爾蒙血清素會因為白天的陽光增加分泌量，和麥拉寧交替在腦內循環。

要小心別弄混的地方是，血清素有促進早上醒來和安定身心這二個作用。血清素在促進身心安定時會將活躍的交感神經切換至副交感神經，但早上醒來時，會將睡眠時活躍的副交感神經切換至適合活動的交感神經。

白天是體溫上升的時間，體溫因自律神經之一的交感神經活躍而上升，當副交感神經活躍時則下降。交感神經活躍時會分泌的是腎上腺素、正腎上腺素、多巴胺等荷爾蒙，它們分泌時會使身心有活動力、提高緊張感、湧現幹勁。但是，分泌太多的話就會變成工作狂，為了調整這個狀況身體將會分泌血清素。

白天有活力是很自然的，所以血清素未充分分泌的話就無法有效控制身心平衡。這還會使麥拉寧和血清素的分泌平衡崩壞，一旦這樣的日子持續，精神也會漸漸變得不安定。

研究血清素的權威有田秀穗（東邦大學醫學院統合生理學名譽教授）指出，血清素的分泌低下與精神不安定有關連性。換句話說，這與憂鬱症發病有關。

要使麥拉寧和血清素的平衡良好，睡眠時間和覺醒時間，也就是夜晚狀態和白天狀態的增減是很重要的。

從麥拉寧增加的傍晚開始，也是主導活動的交感神經切換至負責休息的副交感神經的時刻。這時，為了使休息時活動的副交感神經更活躍，應於用餐時好好咀嚼，還有入浴。入浴的效用如同字面意義，就是放鬆。有悠閒泡澡習慣的日本人，可說是有著非常好的習慣。感受夜晚、增加麥拉寧分泌，對整頓精神是很重要的。

只在身體狀況十分不好的時候做也沒關係，早點吃完晚餐，在睡前一小時的十點至十一點悠閒的泡個澡，之後伸展一下身體後再睡覺。光是改變夜晚的度過方式，讓自己悠閒一點，就算只是稍微身心不濟，隔天早上起床時應該都會有十足的改善。

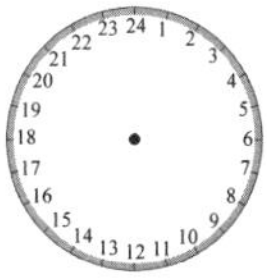

## 智慧型手機和電腦會打亂體內時鐘

現代人總是電視看到深夜、直到睡前還在用電腦或智慧型手機打遊戲，常常一不小心就熬夜了。或是工作滿檔，工作到很晚。

持續過著這樣的日子，一整天盯著電腦等液晶螢幕的時間變得很長，而這其實隱藏著非常大的問題，因為電腦螢幕散發的光線會導致體內時鐘混亂。

如果晚上還過著光線明亮的生活，身體就會無法判斷現在到底是幾點，導致慢性輕度時差。加上如果你還持續熬夜，體內時鐘的誤差就會漸漸變大。

說到底，晚上還在強烈光線照射下生活的習慣，本身就是導致體內時鐘節奏混亂的要素。

研究體內時鐘的明石真（山口大學時間學研究所教授），針對現代人被光線環抱的夜生活有著如下的指教。

「白天的室內照度（光通量）為數百勒克斯（lux），而晴天時的戶外照度能達到一萬勒克斯。相反的，夜晚的戶外僅數勒克斯，室內卻為它的數百倍。現代人因為白天照不到陽光，晚上又待在明亮的光線下，對體內時鐘來說過著沒有抑揚頓挫的生活，自然容易變成夜型人。」

加速體內時鐘夜型化的是電視、電腦、智慧型手機等散發的藍光。

藍光在各種波長的光線分類中，位於靠近紫外線的藍色區域，夜晚長時間被藍光照射被認為會助長體內時鐘的混亂。和過去的螢光燈相比，含有藍光波長的ＬＥＤ照明普及也是讓風險提高的原因。

但是，這是有辦法解決的。

「白天的太陽也含有藍光，所以藍光並不是對身體不好的，問題在於受藍光照射的時間。想要調整健康狀況的時候，晚上就要減少使用電腦和智慧型手機，控制藍光近距離照射自己。最近的ＬＥＤ照明也已經能調整顏色和照度，晚上將照度調降，減少藍光波長也是可考慮的做法。」明石教授表示。

降低熬夜的習慣也很重要，但晚上遠離電子機器也對調整體內時鐘、安定自律神經有幫助。

有人會在一定期間內遠離日常生活習慣，如看電視、網路或讀書，實踐「資訊斷食」，你要不要試試晚上十點後關掉電腦，來個「微資訊斷食」呢？

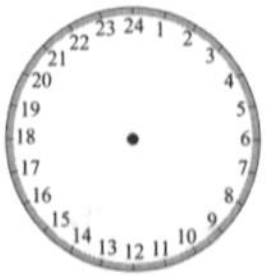

## 最好的老化預防方式就是，晚上十點後不工作

一旦埋首工作直至深夜，雖會因為交感神經活躍而感覺活力充沛，但壓力也一點一點的蓄積於體內。身體還維持著工作模式，就算入睡，也不會有好的睡眠品質，於是體內時鐘的亂序無法妥善被調整，導致慢性身體狀況

不佳。

持續好一陣子身體狀況不良的話，請在睡前留一段「睡眠準備時間」，長度大概三十分鐘至一小時。

入浴的效果如前面所述，身體暖呼呼的時候會切換到副交感神經活躍的放鬆模式。這段時間應該遠離電腦或智慧型手機，慵懶的放鬆身體使副交感神經更活躍。

或是花十至十五分鐘進行坐禪、冥想等做法，期間加上自己喜歡的呼吸法也會有不錯的效果。

古今中外，各有不同的呼吸法廣為流傳，其中我要推薦的是小林弘幸（順天堂大學教授）醫師的「四秒吸、八秒吐」這種簡單的呼吸法。小林醫師稱此為「四八呼吸」，不需細想要用鼻子吸氣還嘴巴吸氣，只要以自己做起來順暢的呼吸方式，反覆四秒吸、八秒吐的節奏，就能充分提高副交感神

## 呼吸是「最強」的壓力保健

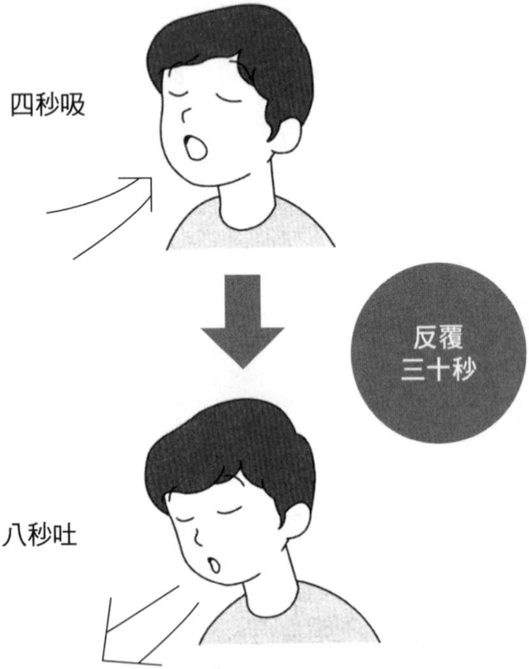


刻意控制自律神經的呼吸是最強的壓力保健法，小林弘幸醫師推薦的「四八呼吸」更是能輕鬆達成。

經的作用。

「只要提高副交感神經的作用，氧氣就更容易被帶到末梢血管，全身的血液循環也會變好。使用機器測量的結果顯示，如果暫停呼吸（閉氣），血流就會突然倒退。所以請保持呼吸，持續做三十秒。」小林醫師這樣建議。

巧妙的加入呼吸法等能促進放鬆，而調整好準備入睡的「熟睡姿態」是對抗老化的重要關鍵。

如同下頁圖表所示，晚上十點至凌晨二點是筋骨和肌肉成長、促進蛋白質和脂質代謝的成長荷爾蒙分泌巔峰。這個成長荷爾蒙負責修復和再生受傷的細胞，因此長期睡眠不足會導致成長荷爾蒙分泌量減少，新陳代謝停滯。此外，成長荷爾蒙因為也會隨著年紀增加而減少分泌，所以一旦睡眠不足將會加速老化。

## 睡眠正是「預防老化」的最強祕訣

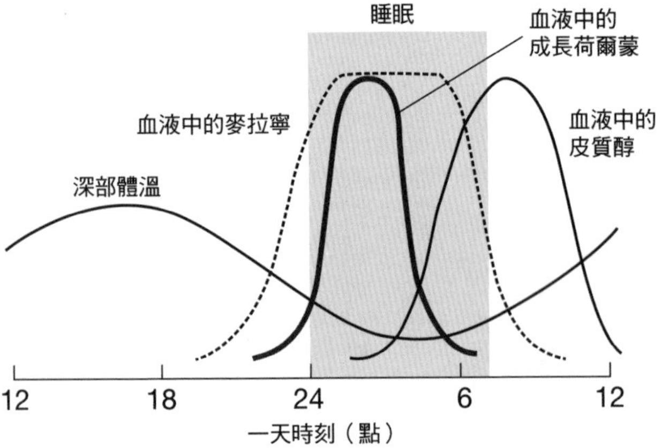


生物節奏與大腦（本間研一）BME Vol.14, No.11, 2000

促進代謝和修復的各種荷爾蒙分泌於晚上十點之後，這是一段為了調整身體狀態的時間，因此好好睡覺就是健康長壽的關鍵。

為了獲得良好的睡眠品質，請先試試能輕鬆做到的「四八呼吸」，放鬆身心。

如果睡前一定要看點什麼才能幫助入睡，從看智慧型手機改成看書也會對身體有幫助。

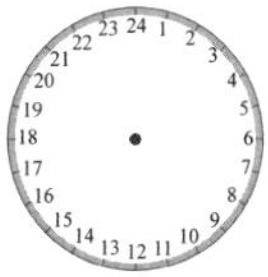


## 「睡眠品質」左右健康長壽

第二章中設定理想的睡眠時間為七小時，因此劃出就寢時間為晚上十一點至十二點，起床時刻為早上六點至七點。

根據總務省的調查，日本人的平均睡眠時間在這二十至三十年間，男女均推定為七小時左右，其實並未陷入「嚴重睡眠不足」。

當然有因為工作繁忙而減少了睡眠時間，因此導致生病或身體狀況不好的時候。想要改善這一點，以平均來說應該還是能確保某種程度的睡眠時間。不僅如此，許多煩惱身心狀況不佳的人，他們的問題都是來自睡眠的品質與節奏。

佐古田三郎（刀根山醫院院長）醫師針對體內時鐘的節奏，曾提及「該如何提高睡眠品質？」這一點。

以睡眠時間七至八小時為例，我們一天有三分之一的時間花在睡眠上。換句話說，人生有三分之一都在睡覺。

就算想確實留下這些時間，但如果是品質不好的睡眠，就會對身體造成難以估計的損害。

而成為睡眠品質低落的最大原因是「睡眠呼吸中止症」（Sleep apnea syndrome, SAS）。

大聲打鼾後突然停止呼吸，不久後再次打鼾，然後又再停止呼吸，已知會反覆這樣的症狀，但這樣一來即使留下再多的睡眠時間也無法好好地睡上一覺。

就算本人打算多睡一點，也會因為呼吸斷斷續續地而導致自律神經無法安定，別說想消除疲勞，還會帶給身體極大負擔。未來可能導致各種疾病發生，不僅高血壓、腦中風、狹心症（心絞痛）、心肌梗塞等循環器官系統的疾病發病風險為一般人的二至四倍，也被指出與帕金森氏症、阿茲海默症、憂鬱症、腎臟疾病有關連。

一般來說，打鼾常發生在肥胖的人身上，但瘦的人也不可過於安心，因為同樣也被認為有「低呼吸」的風險。

佐古田醫師說：「與歐美人相比，下顎細長的日本人在骨骼構造上，容易變成低呼吸。」

低呼吸雖與呼吸中止不同，但因為睡眠時的呼吸量為一般水準之下，容易維持在輕度壓力的狀態。明明睡了很久早上卻起不來，白天會發呆、疲倦等對健康懷抱不安的人，也許就是有睡眠品質的問題。

佐古田醫師也表示：「針對這樣的問題，請留意將睡姿改為側睡。在意打鼾問題的人也可以透過側睡確保呼吸道暢通，光是這樣的改變就有可能改變身體狀況。如果這樣還是無法消除疲勞，可找醫療機關製作通鼻止鼾器，睡眠外科或牙科等應該都有相關對策。」

確保睡眠品質不只能健康長壽，對日常生活的狀態也是不可或缺的。在意睡眠品質的人可改試試側睡之類的方式，下點功夫就能改善睡覺的質量。

## 晚上十二點前睡能降低生病機率

如同前面說的，熬夜過度會使體內時鐘混亂，成為引發代謝症候群或各種其他疾病的導火線。

而這裡要討論的另一個問題是睡眠不足的弊病。

睡眠節奏據說是以九十分鐘為單位，反覆「快速動眼期睡眠」與「非快速動眼期睡眠」直到醒來。身體沒有問題時，入睡後會先進入「深層睡眠」也就是非快速動眼期睡眠，健康的人在此時不只身體開始休息，大腦也進入休養狀態。然後進入「淺層睡眠」也就是快速動眼期睡眠，這時主要是身體在休息。像這樣從非快速動眼期睡眠到快速動眼期睡眠的循環，是以九十至一百一十分鐘為單位進行，身體節奏如此反覆直到早上醒來。

非快速動眼期睡眠根據睡眠深度分成四個階段，剛入睡的三小時左右能達到最深層的階段四（慢波睡眠，slow-wave sleep）。後面幾個循環會漸漸移往非快速動眼期睡眠的較淺層階段，直到醒來。

七至八小時的睡眠中，從非快速動眼期睡眠到快速動眼期睡眠的睡眠周期會反覆四至五次，而非快速動眼期睡眠佔的比例又壓倒性的長，可以說睡眠的作用就是讓大腦休息。

人類因為擁有進化的大腦，儘管腦和體重相比只占整體的百分之五，消費的能量卻達到整體的百分之二十。為了使耗費能量的大腦休息，深層睡眠，也就是非快速動眼期睡眠就變得非常重要。

因此，如果長期睡眠不足，不只身體疲憊，連大腦的疲勞也很難消除。

最近的研究指出，睡眠時透過大腦淋巴排除老廢物質的循環系統會開始活動。這些老廢物質中也含有引發阿茲海默症的蛋白質乙型澱粉樣蛋白（amyloid β-protein），換句話說，若沒有充足的睡眠，就有可能提高罹患阿茲海默症的風險。

而成長荷爾蒙也自然無法如願分泌，所以睡眠不足也會使代謝變得不好。伴隨著體內時鐘的混亂，還會提高代謝症候群或肥胖的發生機率。

以晚上十二點前就寢為例，一開始的非快速動眼期睡眠能讓大腦休息，後半慢慢增加快速動眼期睡眠的比例，經過七至八小時後身體的各項機能已被調整，就能在身體狀況調整好的狀況下迎接早晨。

一邊調整生活節奏，增加「晚上十二點前就寢」的日子，就可能減少生病的機率。

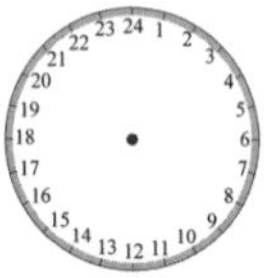


# 熬夜真的不好嗎？

這個世界上，有些人一點也不在意身體節奏，隨自己喜歡過日子，卻總是精神奕奕。

這些人就算在健康檢查時所有數值都合乎標準，身體裡也確實發生了時差（體內時鐘誤差）。只是這並不能說就會帶給身體壞的影響，只能說他雖然生活不規律卻很有精神，是因為他「適應時差」。

時間營養學的研究者柴田重信（早稻田大學先進理工學研究所教授）說：「採集男性的鬍子計算時間基因的每日活動量，結果得到晨型人的總是很相似，夜型人則是星期一和星期五會有相當大的不同。不規律的生活會給身體帶來影響，就算是適應時差的人，也會有隨著年齡增長而身體狀況崩壞的可能性。」

當然這也會有個體差異，其中說不定也有適應良好，一直都很健康的人。

據柴田教授所言，同樣是不規則的生活，但有問題的地方是「每天的起床和睡覺時間都不一樣」。

柴田教授表示：「就算不是早晨的陽光，只要曬到太陽就能調整時間基因，所以熬夜或賴床並不是絕對不行。雖然有人類是日行性動物這個大原則，但只要能規律地在凌晨二點睡覺、早上十點起床，持續這樣的生活習慣，體內時鐘的節奏就會自行調整，破壞這樣的節奏才會有問題。」

輪班制的人在這點上會有比較大的負擔，但是「三天同樣的工作時間後休息一天，或是換成別的上班時間，在不規則中找出節奏，就能減少時差」。在這個意義下，說不定生活不規律卻很有精神的人只是看起來作息不正常，他們其實有自己的生活節奏。

此外，柴田教授也說，將日常動作或習慣固定成某種模式，規律的去做「也有調整體內時鐘的效果」。

並不是不配合自然的節奏生活就不健康，在目前的生活環境中創造適合自己的節奏，這才是能讓身體有活力的理由。

## 臟器的時間分工制

我們的身體，基本上是在白天的時間產生能量，靠著消費能量進行活動。然後在夜晚時為了準備隔天的活動，會修復身體損傷的地方、促進成長，進入調整時間。

我們多說一些關於在這段時間會大量分泌的成長荷爾蒙吧！

成長荷爾蒙如同它的名字，是促進身體成長的荷爾蒙，它會透過細胞分裂成長為肌肉或骨骼，還有促進因為飲食而攝取的脂質和蛋白質代謝。

雖然晚上十點至凌晨二點是它分泌的巔峰，但重點是要在睡覺時間恢復身體的活力。

此外，白天血液中的脂質（膽固醇）和蛋白質（白蛋白，albumen）數值會上升，這是因為睡眠時製造的這些成分會透過血液運送到全身細胞。

另一方面，夜晚血液中的尿素數值會上升。這是因為吃下的蛋白質中含有阿摩尼亞，它轉換成尿素後隨著解毒作用提高而排出體外。

夜晚時，血液比起搬運會更將重點放在解毒。

研究臨床時間醫學的佐古田三郎說，像這樣因為時間變化的身體反應叫做「臟器的時間分工制」。

「我們的身體會因為時間不同，臟器也分工進行各種工作，代謝食物、再生肌肉或骨骼、變化活動能量等等。生活節奏混亂或經常熬夜會使成長荷爾蒙分泌不完全，如此一來就無法順暢進行時間分工。」

臟器不只各有獨自的功能，還受到時間基因的指揮，會全體成為一個團隊。

在醫療臨床上，雖會分為各種診療科別，假如肝臟數值不良就會開立使肝機能改善的處方，傾向針對個別臟器做處理。

但是，佐古田醫師說：「大多數疾病有可能是因為臟器的時間分工混亂而引起，若能多了解這樣的情況，將全身視為一個有機體做治療，將能產生更大的改變。」

意識到體內時鐘的存在，調整體內時鐘的節奏，是讓原本各司其職的臟器整合成一個團隊的重要關鍵。

第5章

# 有效降低壓力的方法

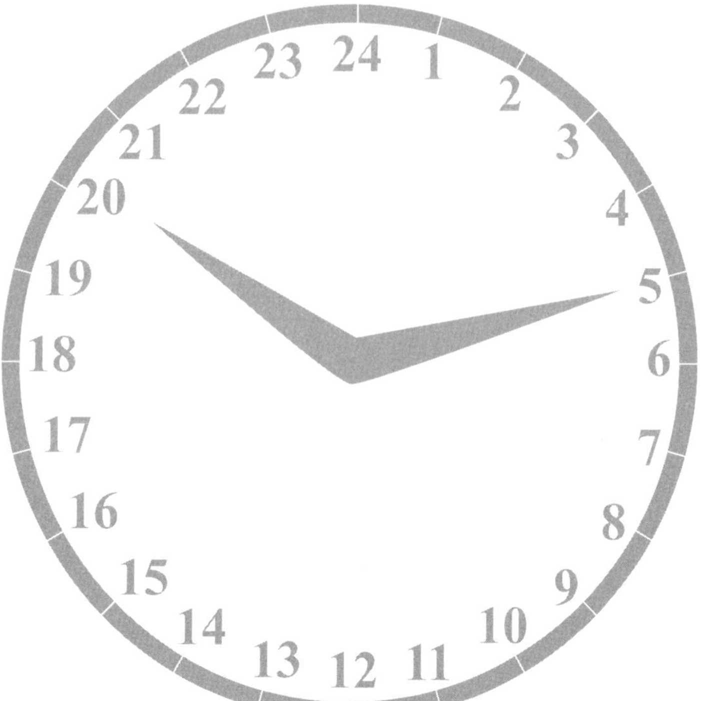

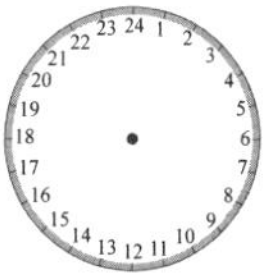


## 壓力造成的「發炎」會提高生病風險

為了健康的活著，知道適合工作、用餐、休息的時間非常重要，但和日常生活中的壓力好好相處也非常必要。

感覺到壓力時，體內會發生什麼事呢？這裡要注意的是「發炎」，雖然是要談發炎，但不是因為燙傷或蟲咬等發生的急性炎症。這裡指的是低發炎程度，但會持續發作的「慢性炎症」。

研究免疫學的學者村上正晃（北海道大學基因病控制研究所長、教授）說，若是因為壓力使交感神經持續處於活躍狀態，體內就會發生炎症。

發炎是免疫系統做出的反應，是為了擊退病原菌或病毒發生，如果因為壓力導致交感神經過於活躍的情形也會發炎，已明確了解這個狀況還會損傷細胞。

「隨著我們在二〇〇八年發現與『炎症增幅迴路』（發炎加劇）活躍相關的基因並進行調查的結果，發現從代謝症候群為首，阿茲海默症、帕金森氏症、漸凍人（ALS, Amyotrophic lateral sclerosis）等神經退化疾病，異位性皮膚炎等過敏，還有憂鬱症、癌症等都含有相關基因。」

放置日常壓力，提高交感神經作用，會使代謝症候群或癌症等發病風險提高，這是最先進科學已判明疾病發作的其中一個機制。

體內時鐘混亂與日常壓力有密切的關係，所以將體內時鐘混亂↓交感神經活躍↓發炎做成圖表，說不定能更快找到生病的原因。過著體內時鐘節奏混亂的生活，使身體各處發生慢性炎症，這可以說是引發各種疾病的導火線。

以發炎這個關鍵字出發，應該能更加體認到調整生活節奏、努力做壓力保健的重要性吧！

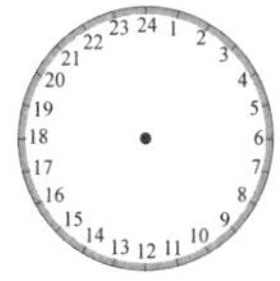


## 下午四點至六點做些運動能減輕壓力

所謂健康，到底是怎樣的狀態？如果得到醫生診斷你沒生病，這樣就能說是健康嗎？

事實上，明明健康檢查的數字都正常，但身體狀況不佳、沒有精神的狀況經常發生。「不知道為什麼就是狀況不好」遇到這種狀況，應該就是體內時鐘因為某種原因壞掉了。

這裡要注意的是，發炎與壓力的關係。

發炎是免疫系統的其中一項作用，原本是為了擊退病原菌或病毒侵入，所以免疫細胞釋放炎症物質。換句話說，這是為了保衛身體的其中一個重要反應，然而過度反應就會引發過敏或自體免疫疾病。

前面提到的免疫學者村上正晃認為這樣的免疫反應過度，也就是發炎，不僅會導致過敏或自體免疫疾病，還與各種疾病發生相關，並提出以下言論。

「在現代社會，只要克服傳染性疾病就能長壽，但因為活得更久，因為壓力導致慢性炎症的比例也跟著增加，得到癌症或代謝症候群的人也變多了。」

癌症或代謝症候群等，原本就是因為長壽才發生的疾病。在近代醫學發達之前，也就是經常被傳染性疾病奪去性命的時代，說不定是不太會發生的疾病。

但是，不管哪個時代都會有壓力。

在過去那個肉體勞動多、醫療體系未建立的時代，說不定也有暴露在強烈壓力下的可能性，但我們卻對現代人有著因為壓力引發過度發炎的印象。

換句話說，因為癌症和代謝症候群的增加，我們可能面臨抗壓性低落的現實。抗壓力低和體內時鐘混亂，二者的重點雖然不同，但都有著因應現代人生活模式而產生身體問題的一面。

基於壓力會導致慢性炎症的事實，我希望你首先要嘗試的就是和壓力保健有相關性的運動。

在抗壓力低落的狀況，我們過著交感神經活躍、滿是壓力的生活，如果再逼迫自己做強度高的運動只會更覺得壓力大。因為在這個狀態下，大腦只會分泌產生慾望的多巴胺，或是引發不安、恐懼的正腎上腺素。

想要抑制腦內荷爾蒙如此過剩作用，就要增加能安定身心的血清素分泌。

研究血清素的權威有田秀穗（東邦大學醫學院統合生理學名譽教授）舉出活化血清素分泌的條件，除了第一章說過的曬太陽，還有韻律運動。這裡說的韻律運動泛指步行、呼吸、咀嚼等依一定節奏反覆的運動。舉例來說，打坐、讀經、瑜珈、太極拳、健走、踩腳踏車、深蹲、嚼口香糖等都算是韻律運動。

強度高的運動會因為身體使用大量力氣而疲累，韻律運動則能放掉多餘的力量，感覺身心愉快。

根據有田教授所說，測定這些韻律運動前後的血液中血清素濃度，得知不管何種韻律運動血清素都會增加。腦內分泌的血清素因為會排進血液中，使之在血液中的濃度上升。這表示腦內的血清素活躍，和壓力減輕相關。

韻律運動不只能讓身體舒暢，也能放鬆大腦，也就是稍微的活動身體就能達到壓力保健的效果。

請你先確實建立整天的活動節奏，然後在生理上也處於最佳狀態時，適度的活動身體。其中的「黃金時刻」為體溫上升和交感神經活躍度都處於巔峰的下午四點至六點，這時候最適合運動。

休假日想好好活動身體的人可以利用這段時間，為壓力保健做點努力。

而關鍵重點是呼吸。

呼吸是已知能刻意控制自律神經的唯一方式，花心思保持悠長的呼吸能活化副交感神經，使血清素分泌更活躍。

有田教授指出，測量打坐前後的腦波後得知，「丹田呼吸」能活化血清素的分泌。

丹田呼吸是意識身體中心，也就是位於下腹部的丹田，收縮腹肌進行的呼吸法。比起以「吸氣」為重點的一般呼吸（胸式呼吸），透過以「吐氣」為重點的呼吸（腹式呼吸）更能加深身心的休息。

「一天做五至三十分鐘，重點在於不要太花力氣。因為累到氣喘吁吁的話就無法持續，請在悠閒的心情下，集中精神進行，因為處於緊張狀態就無法提高血清素分泌。邊看電視邊做的話就沒有效果，所以養成習慣，花一點時間、在安靜的地方進行很重要。」

## 坐在椅子上就能做的坐禪法

打坐時的重點可簡化為調身（調整姿勢）、調息（調整呼吸）、調心（調整心情）三個原則。

從這點出發，我來告訴大家坐在椅子上就能輕鬆進行的方法。

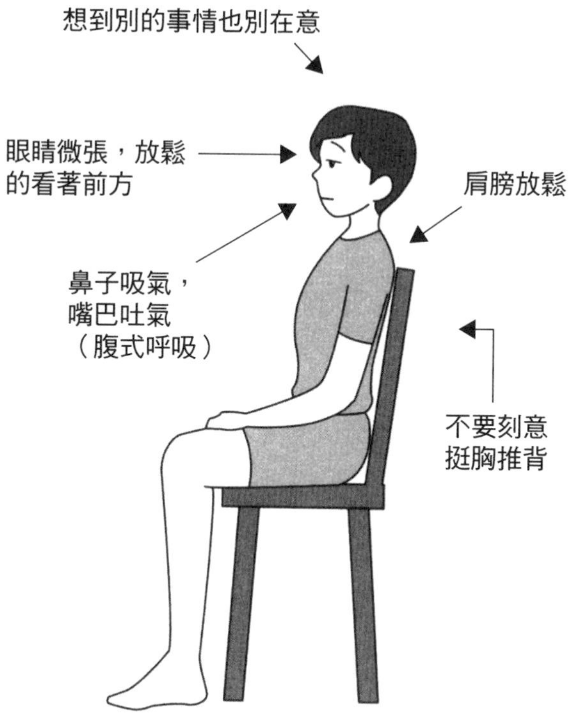
想到別的事情也別在意
眼睛微張，放鬆
的看著前方
肩膀放鬆
鼻子吸氣，
嘴巴吐氣
（腹式呼吸）
不要刻意
挺胸推背

1.以放鬆的姿勢坐在椅子上，兩手置於膝上，不要靠著椅背，挺直腰桿但不刻意推背，伸直背脊。
2.舌尖抵住上顎，嘴巴閉起來，眼睛微張將意識放在前方。
3.從鼻子緩緩吸氣，再從嘴巴慢慢吐氣，反覆「腹式呼吸」。
4.就算腦海出現雜念就放它過去，將注意力放在「自己的意識現在到哪裡了？」

設定鬧鐘，先試著在起床後或入睡前、工作空檔等進行五分鐘，習慣之後再慢慢增加時間。

## 新的壓力降低法「正念療法」

在充滿壓力的現代社會，全世界現在注意到的是「正念療法」

（Mindfulness）。

「mindful」直譯是「留心的」的意思，正念療法的定義是「留心現在這個瞬間，身在此處的自己」，透過冥想實踐此事，是一種心靈運動。一般人認為這是透過冥想之類的動作放鬆身心，企圖降低壓力的方法。

以歐美為中心擴散週知的正念療法，是反覆呼吸的同時，在一定時間內注意自己內心的意識，因為能使精神安定、更容易提高集中力，谷歌、蘋果、英特爾、高盛等在美國大企業的上班族採用這套方法，管理平日的身體狀況。

在醫療方面，於美國麻薩諸塞大學創設「正念療法中心」的喬・卡巴金（Jon Kabat-Zinn）博士，在一九七〇年代以治療疼痛為契機導入、擴展觀念，現在為了改善憂鬱症或焦慮症也應用「正念認知療法」（Mindfulness-based cognitive therapy, MBCT），目前仍持續進行科學研究。

此外，也有人研究正念療法冥想對大腦的影響，美國正利用斷層掃描進行實證研究。不只用於治療，因為在增進健康、提高免疫力，甚至提升工作效率、增加集中力等效果都備受期待，今後正念療法應該還是會繼續被全世界的企業或教育機關採用吧！

正念療法是佛教坐禪的延伸，但基本上不將宗教或思想部分納入重心。不論何時何地何種狀況，每個人都能輕鬆完成是它受到重視的其中一個理由。

一般在正念療法中的冥想法和前面介紹的坐禪法並沒有太大的不同。

也就是說，坐著（或者站著）輕輕閉上眼，不要想周圍的雜音或工作等雜念，集中精神在「現在這個瞬間」，並持續一定時間這樣的冥想。

因為沒有特定的儀式，就算在工作空檔進行五至十分鐘放鬆身心，也算是十足的正念療法。其中有些人在走路或吃飯的同時也能進行冥想，也有人只要一點點時間就夠了，好比「一分鐘冥想」。

禪和正念療法在出發點上也有相當大的不同，從歐美發展起來的正念療法追求「效果」，相對的，日本發展出的禪沒有「追求效果的想法」，而是重視沒有拘束。

「追求效果的想法」會產生壓力，不只苦了自己，若無法放下那樣的想法還無法真正的放鬆（安心立命）……禪就是從這裡開始出發。

正念療法的出發點是要活用方法，得到能夠降低壓力的科學根據，偏向修行的禪自然不適合科學根據這樣的詞。在這點上，和日常活動的基準——時鐘（物理時間）與體內時鐘（生物時間）的相異處就有雷同。

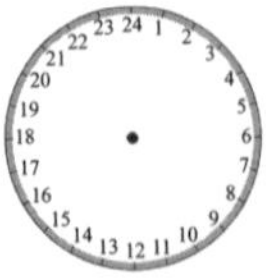

## 「大腦暴走」會破壞生理時鐘

體內時鐘是支撐生命活動節奏的一部分，範圍說得大一點，它是敵不過自然節奏的。但我們為什麼感覺不到呢？

這個關鍵就在我們進化後的大腦裡。

比方說努力工作、朝著夢想埋首某事……像這樣找到生活意義生存是很美好的事，但這樣做的另一面就是容易破壞體內時鐘的節奏。我們的大腦裡有報酬系統，它會因為過度努力而頻繁的暴走。

報酬系統是會因為慾望被滿足而記得快感的大腦系統，這與會產生快感的荷爾蒙多巴胺有關。

我們會因為沉醉興趣、吃到美食、達成工作目標之類的發現「報酬，也就是開心、舒暢」，接著多巴胺就會運送到腦內的各個部位。

這會產生開心和幸福感，是讓人努力的原動力，還能連結到生存意義，是非常重要的作用，但是過度作用時，就會使「努力」這件事變成目的。而且，增加刺激幅度的話，慾望也只會越來越大，最後因為大腦麻痺而感覺不到身體的疲憊。

這也許和「跑者的愉悅感」（runner's high）狀態很相似。

雖然也可以說這是自己沉睡的能力開花了，但是在狀況未調整好的狀態下，體內時鐘的節奏只會越來越亂，最後因為生病而按下了身體的中止鍵。多巴胺不分泌的話就不會有慾望，也無法看到人生有什麼值得期待的。但是，毫無限制的持續努力直到體內時鐘崩壞，結果還是會奪走享受人生必須有的健康。

而且，一旦習慣這種報酬系統的生活方式，就會像是使用麻藥，很難脫離。感覺不到體內時鐘這種另一個時間，使身體節奏漸漸壞去。

為了完整發揮自己的能力，也許有很多人覺得置身於艱困的環境，鍛鍊自己是重要的。但是，本書看到這裡應該也了解到，我們的身體在感覺舒暢後才會調整節奏，變成更容易工作的狀態。心情舒暢並不等於怠惰，這反而與順遂發揮能力相關。這樣一來，就可以得知身處艱困的環境並不是發揮能力的絕對條件。

說到底，追求難度說不定就是大腦的報酬系統已經得到了過度反應病。遠離這樣的狀況，就能遇見身體內部的時間，並和偶爾會暴走的報酬系統好好相處了。

大腦系統的過度反應也與每日飲食有關，最明顯的例子就是對甜點或速食的中毒症狀。

雖然想著吃太多不好卻還是伸手拿了甜點、總是突然就想吃速食……說這是身體的欲望不如說是大腦的慾望更貼切。甜點或者炸物，如前面說的一樣，在腸子消化之前就會傳遞刺激給大腦，所以有著讓報酬系統增加快感的傾向。

營養師幕內秀夫稱這種能過度增加快感、養成習慣的食物為「腐食」，容易入手、每個人都會吃，是比真正的麻藥更恐怖的東西。因為隨時隨地都吃的到，當然也會對生物節奏有壞的影響，說大腦報酬系統是破壞體內時鐘的「犯人」也不為過。

但是就像前面說的那樣，因為有報酬系統我們才會知道生存的喜悅。這裡也許藏著讓我們脫離腐食的出口，不要把甜食當作壞蛋，讓我們多了解一點大腦的作用。

先請你思考一下，減肥不順利的原因是什麼呢？方法不適合自己？與生俱來的體質？無法克制自己？也許這些理由都成立，但最大的問題說不定是「瘦不下來的話」這樣的壓力。或是和「吃了這個就會胖」、「因為一直這樣吃才會瘦不下來」這樣的罪惡感有關係。

恐怕是因為這些累積下來又看不到的壓力讓大腦感覺疲勞，麻痺了感覺

（五感）。而五感麻痺後就出現了暴飲暴食，引發肥胖或代謝症候群……。

這樣的假設來自提倡個人「ＢＯＯＣＳ理論」的醫師藤野武彥（九州大學健康科學中心名譽教授）。

ＢＯＯＣＳ是「Brain Oriented Oneself(Obesity) Control System」（大腦自我控制系統）的簡稱，這隱含著「因大腦疲勞產生的疾病，可因療癒大腦改善」。

那麼，該如何療癒疲勞的大腦呢?藤野醫師會先傳達患者下面二個原理，再轉換發想。

1. 盡量不要自己限制自己（「禁止．禁止」原理）。
2. 開始做一件能讓自己舒暢的事（「暢快」原理）。

換句話說，就是要停下腦中有罪惡感或忍耐一事。然後再告訴他們下面三個原則，以飲食方式為中心指導生活方法。

1. 就算是有益健康的事或食物，只要不喜歡就不做（不吃）。
2. 就算是對健康不好的事，如果非常喜歡或無法戒除（無論事情或食物），就先持續原本的狀態（絕不禁止）。
3. 對健康有益，而且自己也喜歡的事（食物），就算只有一種也要開始做（吃）。

基於以上幾點，藤野醫師更具體的建議是「一日一樂食」，也就是一天一次，在飲食上可以不用懷抱罪惡感，吃想吃的東西。不必在意熱量或營養成分，只要找時間盡情的吃。

基本上他推薦「樂食」的時間是晚餐，因為白天光是想著「今天晚上要吃這個、要吃那個」，這種雀躍的心情就能療癒大腦。

這裡的重點在於，以解放大腦壓力為目的。只要五感正常就能改善攝食異常，調整身體的節奏。

健康飲食或早睡早起等，注意每天過著規律的生活當然也很重要。但是，太壓抑的生活反而會造成過度壓力，使節奏紊亂。

明明調整了生活節奏，也認真花心思改善飲食了，身體狀況卻沒有好轉的人，重新看待「努力改變自己」這個想法你覺得怎麼樣？

解放壓力後說不定混亂的身體節奏獲得調整，健康也回來了……持續證明這點的藤野醫師，應該給予了大家改善體質的提示。

## 「例行公事」能提升表現、創造節奏

要找回體內時鐘的節奏，不只要使用一般時鐘，日常生活的「節奏感」也變得非常重要。

這種節奏感稱為「例行公事」，可以透過「決定好的動作」找到規則。將日常發生的主要活動模式化，每天反覆做同樣的事以養成習慣。

說到例行公事，也許你會想到橄欖球選手五郎丸步罰踢（penaltykick）前的姿勢，其實不止這種特定的動作，下列的日常習慣也可成為例行公事。

- 起床後深呼吸，在神桌前雙手合十。

- 帶小狗每天早上散步同一路線。
- 每天早上製作同樣的早餐，上班前吃。
- 搭乘同一班電車上班，看喜歡的書。
- 等電腦開好的時間，喝一杯喜歡的咖啡。
- 每周更換一次桌上的花。

例行公事重要的原因是習慣後不需要多思考，就能自動完成決定好的動作。身體節奏混亂不只是因為不規律的生活習慣，想太多或煩惱也會引起節奏混亂。說到底，因為壓力過重煩心，也會導致身心健康受損的狀態才是體內時鐘混亂。因此，加上例行公事能成為創造身體節奏的基礎。

例行公事在運動的領域特別受到重視。

通常，運動選手在精神面上軟弱時，會透過自我暗示或鼓勵等精神訓練的方式引導自己往積極面看，但是也會發生無法如願強制改變成正向思考的時候。

相對於這種有風險的精神訓練，透過消除壓力、分析自我等安定內心狀態，激發潛藏能力的方法叫做「壓力管理」。

進行壓力管理實踐研究的勞動科學者內藤堅志（勞動科學研究所協力研究員），依據他擔任橫綱白鵬訓練師十年以上的經驗，提出白鵬這麼厲害的祕密就在他長年相撲生活中培養出來的例行公事。

白鵬稱這個例行公事為「過程」，不管在生活上或訓練時，決定好的動作會反覆執行創造節奏。

「關鍵是如何保持『順利的狀態』，以白鵬來說，不只相撲比賽的時候，在訓練場和生活中，過程這個概念也很重要。他在狀況不佳或大輸一場後，才注意到因為各種各樣的原因導致他的過程消失了。」

據內藤所言，當白鵬的連勝紀錄停在六十三時，他打電話建議他「明天一定要去晨練」。當然，這不只是為了給白鵬打氣。

「壓力管理研究的一環中，他請白鵬隨意舉出會在哪種時候意識到過程？這是以統計學方式歸類的，結果得知訓練時的觸發機會最多。他在訓練時養成順利加入過程的習慣，所以要他去晨練是為了不讓他因為敗戰而丟失過程。最後，他從敗戰的打擊中重振精神，雖然連勝紀錄已經終止，但也重新拿下優勝。因為過去連勝紀錄終止的力士都狀況崩盤，所以白鵬本人也實際感受到晨練的效果。」

以白鵬來說，他是透過訓練來創造「節奏」（過程），但也有些力士並不那麼喜歡訓練，也就是他們無法透過訓練來創造自己的過程。

套到工作上，並不是所有人都喜歡自己的工作。即使想要自己正向思考著「找到喜歡的事情吧」，也會有那裡卡卡的吧！

「找到喜歡的事很重要，與其逼自己喜歡討厭的事，不如找其他能創造自己節奏的事更好。舉例來說可以和伙伴聊天，也有人累了就休息，像這樣抓出自己的節奏。」內藤研究員表示。

換句話說，不要拚命暗示自己努力，也不要從不喜歡的事情找出實行的意義，只有找到「這樣做能心情舒暢」的「形式」，才是創造節奏的基礎，前面說過的生活例行公事也是這樣。

體內時鐘的節奏就是身體內部的節奏，相對於此，例行公事的意義乃是在日常動作中創造節奏。

一旦體內時鐘的節奏開始順暢運作，搭配日常的舒心節奏，各種點子浮現、作業效率提升、創造力高的發想也會更容易出現。

## 輕鬆維持「神馳狀態」的祕訣

前面提到的身體內部與外部節奏融合的狀態，與心理學家米海・齊克森米海伊（Mihaly Csikszentmihalyi）提倡的「神馳狀態」概念相同。何謂神馳狀態，請想像「進展順利時的心理狀態」。

齊克森米海伊舉出以下項目為神馳狀態成立的條件，「有達成可能性」、「集中注意力於自己正在做的事」、「有明確目標」、「失去對自己的注意」、「有無法控制自己行為的感覺」、「喪失時間感覺」等。身體節奏調整到能發揮能力的時候，也許可說是人進入了這樣的意識狀態。

運動時，不只想要達到氣氛很嗨，還想達成「身體真的能如想像行動，暢快運動的狀態」。

透過自我暗示也能啟動多巴胺等報酬系統的荷爾蒙，發揮力量，但神馳狀態能比之更早一步。不只活力伴隨能力的狀態，還能發揮自己培養出來的技能。在運動領域，這稱為「化境」，也有很多運動選手表現出這個狀態。

重要的是，日常生活中能否經常重現神馳狀態或化境。如果狀態好的時候能達到神馳狀態或化境，但若狀態不穩定，想要持續拿出成果就有困難。抑或隨著年紀漸長而衰弱，有著快要失去的感覺，那麼就算擁有再優異的藝術也會懷抱不安。

雖然體育項目有某種程度的年齡限制，但創造能力應該是不論年齡都能發揮的。實際上，隨著年紀增長而更善於控制報酬系荷爾蒙，按自己喜好發揮能力的人也不少。

想要接近這樣的狀態，到底需要什麼呢？

進行過許多癌症治療的醫師土橋重隆，透過與不同患者的對話，簡單的表示「我感覺健康是比任何事都重要的」。

舉例來說，一旦報酬系荷爾蒙啟動，不管工作多少小時也不會累，能夠持續意識覺醒的狀態。馬拉松選手等會發生的「跑者的愉悅感」就是這樣，但不管意識多清醒，和體內時鐘的節奏重疊的話，說不定就是「對身體有害」的狀態。就算不到那樣，但在交感神經原本就活躍的下午，也是容易增加壓力的時間。

此外，埋頭工作或課業，沒有進食直到深夜，因為狀況很好就通宵了，有時也會這樣吧！但是，就算這些都是自己喜歡的事，反覆這樣的生活會讓身體各處發炎，漸漸地也無法再勉強自己了。

「完成龐大的工作後提不起勁，要再次充滿電需要時間」、「好不容易看到了機會身體卻抱恙，無法全力衝刺」、「沒有什麼精神跟力氣啊」……換句話說，要健康就要調整身體狀態，練出體力。

## 一個月有十天狀況好的日子就夠了

地球是以二十四小時為單位自轉並刻畫一天的節奏，而身體內一天的節奏大約是以二十四點五小時為周期。因為這一點點的差異放置不管還是會造成日夜顛倒，所以我們透過曬太陽、吃早餐等行動重設時間基因。

一個月的節奏是以月亮的節奏為本，所以叫做「月週期節律」，但這裡的周期為二十九點五日，與一年三百六十五日相較，二十九點五乘以十二等於三百五十四日，會有十一日的誤差。因此，我們將地球的公轉週期三百六十五日除以十二製作現在的月曆（新曆），月亮的周期也和女性的月經、潮汐等具重疊性，讓人想起和體內時鐘的關聯。因為沒有時間基因那樣的佐證，無法得知與健康的相關性，但是以前的人確實是以月亮的盈虧感受時間週期。

另一方面，關於一年的節奏，是根據春夏秋冬的季節感而來。好比動物的冬眠、落葉的周期等，以這個時間為基準。

弄亂自然界既存三種時鐘（一日、一個月、一年的節奏）平衡的就是「一周的節奏」。

星期一到星期五工作，星期六、日休息……一般來說，我們就是反覆這樣的一周節奏，但這個節奏是根據人類的方便創造的人為節奏，並非根據自然界的節奏刻劃。不僅如此，我們依照社會組織以周為節奏活動，感覺這樣的反覆是很正常的。舉例來說，身體想要休息的日子和社會上的假日（星期六、星期日等）有時可能並不一致。因此，只調整一日的節奏還是會讓身體有不適應的地方。

因為生活在這樣的社會，不管再怎麼注意健康，身體狀況還是無法經常保持在最佳狀態。加上逼不得已的加班、偶一為之的暴飲暴食，也會加重身體的負擔。

佐古田三郎（刀根山醫院院長）醫師給了以下的建議。

「首先要做的就是調整一日的節奏，注意睡眠與飲食，了解自己『身體狀況良好的狀態』。一開始一個月只要有十天左右就好了，了解自己狀況好的日子和不好的日子之間的差異後，就不須依賴體感程度，身體狀況好的日子平均值也會上升。」

當然，因為身體不適會是累積的，要排除這些日積月累的疲勞自然也需要時間。前面提到的醫師土橋重隆，因為是外科醫生，有著許多與癌症患者接觸的經驗，給了以下建議。

「要離開人為的一周節奏，首先該做的就是進入其他空間，重新意識。因為空間改變後意識也會自然產生變化，曾有病例顯示這樣做就能重設人為節奏、減輕壓力而被治癒。相反的，太過依憑這個固定節奏，不知不覺間壓力就會侵蝕身體，必須強制執行重設節奏，我認為最具代表性的就是癌症。」

暑假或寒假等長期休假不單是奢侈或獎勵，而是身體不可或缺的重整時間。

請以調整一天的節奏為基礎，偶爾還要留下長一點的時間進行重設。

「『會給周圍的人帶來困擾』這樣的想法就是你生病的原因，請偶爾任性一點，以自己喜歡的事為優先。」土橋醫師如此說道。

為了保持健康狀態，遠離過勞模式，到大自然中解放身心也是我很推薦的。如同長久以來反覆的大自然節奏，和它連結後身體內的時鐘也會開始正常運作。

第6章

# 調整節奏的飲食力量

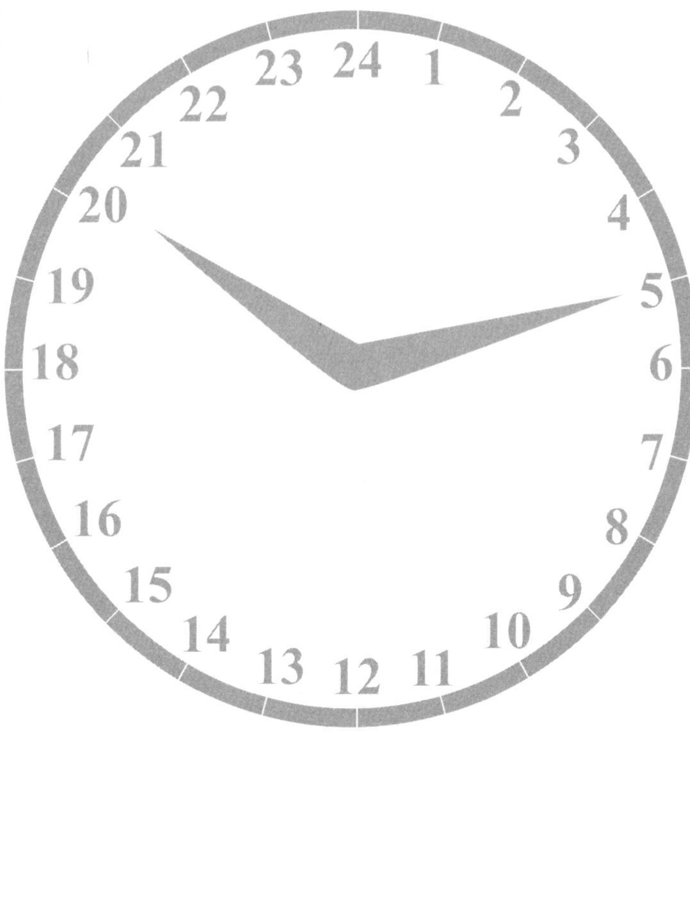

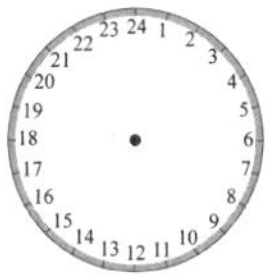


# 睡眠不足的早晨不要吃麵包

過去的營養學將重點放在「某種營養素要吃多少分量」，以體內時鐘為本的時間營養學則重視「幾點吃什麼比較好」。因為就算吃下同樣的東西，當吃的時間不同，營養吸收和代謝反應也會不一樣，對身體造成不同影響。

舉例來說，三餐根據一定的節奏飲食，控制過量飲食就能充分改善身體的不適，或是吃早餐能重整時間基因等。

雖然希望你能從做得到的那件事開始實踐，但如同第二章說過的，長期過著不規律生活的人，不要硬是吃下早餐，選擇早上斷食讓消化器官休息才不會對身體造成負擔。

對長期過著不規律生活的人，最大的問題就是對胰臟造成的負擔。吸收醣類時胰臟會分泌胰島素，但不節制地過量飲食會使胰臟疲憊，引發胰島素失效的「胰島素阻抗」（Insulin resistance）等，機能逐漸低下。結果變成慢性高血糖，引發糖尿病。

在這個狀況下，胰臟的時間基因無法正常也不奇怪。愛吃甜食，或者忙碌時就以麵包、三明治、素食等果腹……這種不節制的飲食習慣將使醣類的攝取量不斷增加，不只胰臟，連所有消化器官都想哭啊！

在這裡想要你注意的不是「該怎麼吃」，而是「該怎麼不吃」。這樣做能減輕消化器官的負擔，使代謝回到正常狀態，對調整體內時鐘的節奏來說非常重要。

這裡我想介紹佐古田三郎（刀根山醫院院長）醫師對帕金森氏症患者進

行的「少食療法」。

佐古田醫師對患者推行的是一天熱量八百大卡的「超少食」。這樣一來，早餐能攝取的熱量大概是三百大卡。因為白飯為五十公克，只有半碗不到，午餐和晚餐都是二百五十大卡左右。

因為不是完全沒有營養，但光是持續進行少食法而改善帕金森氏症徵狀的病例卻也不少，也有改善肥胖或代謝症候群的病例。

但因為這只是於一定期間實施的方式，佐古田醫師實施「少食」的平均日數落在四日至十四日。

期間限定的少食之後，是要慢慢回到正常飲食狀態的，但該怎麼吃呢？

透過少食回復消化器官的功能後，我希望你能在日常飲食中加入的就是，從前的和食。

從前的和食可以想成白飯、味噌湯、納豆、汆燙類和漬物等的組合，有時也會在菜單中加入烤魚，但有趣的是，這樣的飲食和「時間營養學」推薦的早餐菜單雷同。

時間營養學重視的是醣類和蛋白質的組合，時間營養學的研究學者柴田重信（早稻田大學先進理工學研究所教授）有以下的談話。

「根據我們的研究得出，從過去吃到現在的傳統和食是調節體內時鐘最有利的飲食。飲食之中拿掉維他命和礦物質，再拿掉脂質，拿掉各種營養素的同時，花費時間和勞力反覆對老鼠進行實驗，這個結果非常意外。不需要特別的食材或營養素，體內時鐘對在旅館就能吃到的那種和食早餐的白飯，在調整的反應上最好。」

再說得更具體一點，時間基因是因為醣類打開開關，但我們也確認了加上納豆或烤魚等蛋白質的量，能讓時間基因的開關更容易打開。

所以，平常不吃早餐的人，要不要試試看每周一至二次，以白飯配味噌湯為早餐呢？

然後再搭配不節制時期的早上斷食。

早上斷食雖然比佐古田醫師推廣的「少食」吃的量更少，但因為只限制早上這個時段，而且這裡的斷食並不是什麼都不吃。

取代白飯和味噌湯的是不帶給消化負擔的季節性水果、酵素飲品（發酵水果或蔬菜後的健康食品）、甜酒（不含糖）等，隨自己喜好攝取，補充日常不足的維他命或礦物質等微量營養素，促進整腸作用並幫助代謝。

如果覺得自己最近的飲食不太節制，進行這種不算太難的早上斷食，不只能讓內臟休息，也能更快重整好體內時鐘亂序。

有整頓腸內環境效果的食品，除了剛剛提到的季節性水果和酵素飲品等，還有其他幾種好東西。提到整頓腸內環境這點，說不定你會先想到優格，但是若是端上桌的菜色，我會推薦「白飯和味噌湯」。在介紹各種食品之前，我要先解說腸內環境和體內時鐘的關係。

已知腸內聚集了一百兆個細菌的種類，他們各自形成自己的生活圈。因為樣子就像植物群（flora）所以被叫做「腸道菌群」（intestinal flora），但它和植物群並非完全一樣。

舉例來說，美國的有名學術雜誌《細胞》（Cell）在二〇一四年發表了以色列魏茨曼科學研究學院的報告，他們在不同時間採集老鼠的糞便，用以調查腸道菌群，得知腸道菌群的狀態會隨時間變動。不節制飲食的話，結果就會反映在腸道菌群。

再談談一個簡單易懂的例子，論文也提到了以旅行人士為對象，調查他們產生時差時腸道菌群的變化。他們調查了從美國到以色列旅行的人的糞便，採集並分析時差發生前、中、後的變化，得出的結果是「時差發生時，肥胖或糖尿病患者的腸道菌群會有大幅變化」。

前面已經說過，體內時鐘混亂會提高代謝症候群或糖尿病的風險，宿主的身體節奏混亂則腸內細菌的節奏也不正常，於是變成代謝症候群患者才有的腸道菌群。

腸內細菌是會反覆細胞分裂的原核細胞（prokaryotic cell）的夥伴，但因為不受二十四小時的週期支配，被認為並不具有時鐘基因。但因為與宿主，也就是人類的生物節奏同調，會帶來極大影響。

腸內細菌是以宿主，也就是我們飲食的殘渣為食物，在肚子裡不停反覆增生的存在。所以你現在知道能整頓腸內環境的飲食和「該如何攝取對宿主健康有益的飲食，以成為對腸內細菌也有益的食物？」這個問題為什麼相關了吧！其實這裡受到注目的也是從前的和食。

很有趣的是，時間營養學推薦的「理想飲食」，對腸內細菌來說也是「理想的一餐」。

### 讓腸道健康的機能性食品

讓腸道健康的機能性食品（以提高身體機能為目的開發的食品）可分為以下三類。

1. 益生菌（Probiotics，活菌）：優格、味噌、乳酸菌製劑（lactobacillus preparation）等

2.益生元（prebiotics，菌的食物）：膳食纖維、寡糖（Oligosaccharide）等

3.益源素（biogenics，乳酸菌的成分）：乳酸菌補充品、酵素飲品等

若只執著於「活菌，也就是益生菌」，就會出現許多的制約。

優格裡含有活的乳酸菌，但不須堅持「是否活著」，乳酸菌的成分（菌體成分）就能活化腸內的免疫機能，提高身體的健康狀態。

要吃下多少數量的乳酸菌才有效果？這件事沒有明確的指標，但攝取量少的話，免疫活性的作用也會比較低。當然，停止攝取也會沒有效果。換句話說，「每天固定吃下一定的數量（菌數）」變得很重要。

舉例而言，味噌也含有乳酸菌，即使加熱後會死掉或減少，菌體成分還是能到達腸道，所以不只優格，喝味噌湯也能獲得免疫活性效果。

再加上，改善腸道菌群這點，「增加腸內細菌的食物」這個概念也變得重要。

這個叫做「益生元」的，因為能促進已住在腸道內的菌種繁殖，可以說是腸道菌群的創造主。

益生元的成分來自未精緻的穀類（糙米等）、根莖類蔬菜、海藻、水果等富含膳食纖維或寡糖，因為無法在小腸消化，於是在大腸裡成為菌群的食物。白飯加上味噌湯、漬物、清燙蔬菜這樣的和食，不管是在益生菌或益生元的獲取，都是「對腸道溫和的菜單」。

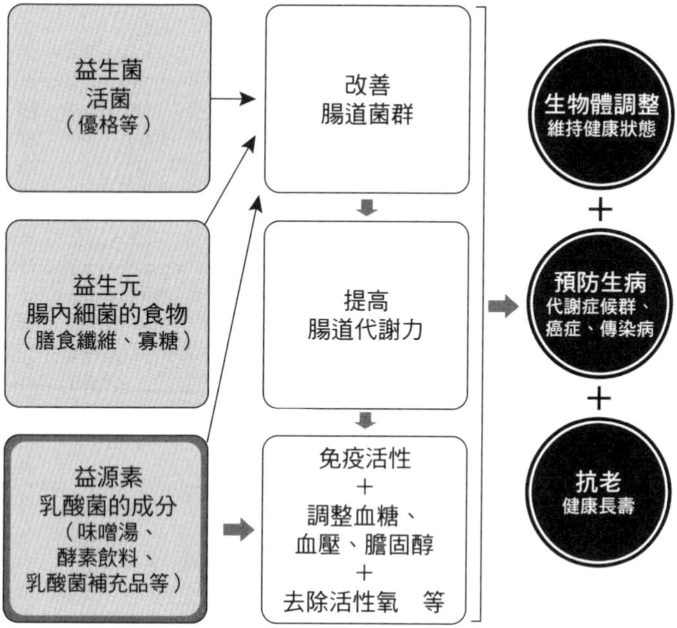


依機能性食品的作用機構（光岡知足）製作

為了有效將醣類送抵腸道，增加每日飲食中「白飯和味噌湯」的攝取機會，可以的話，考慮到與菌群的共生，選擇發酵期間長的味噌等，提高各項食材的品質很重要。

覺得每天要固定吃很困難或厭倦的人，也可以選擇含有菌體成分的營養補充品（乳酸菌生產物質）。因為這個的定義和原有的益生菌不同，由腸內細菌學的先驅光岡知足命名為「益源素」。

最近，由水果或蔬菜等加入酵母菌發酵的「酵素飲料」也很受歡迎，除了能成為腸內細菌的食物，因為會同時吃下菌群，應該也含有益源素。

## 選擇對腸道溫和的飲食

精製白米因為幾乎喪失了膳食纖維，和麵包或麵類一樣，主要成分為醣類（澱粉）。

因此，就算只有吃飯，飯後的血糖值也會上升。午餐選擇能快速扒完的蓋飯雖然是血糖值尖峰發生的其中一個因素，但這點和吃麵包並沒有太大的差異。但是，如同前面講過了那麼多，白飯搭配味噌湯，配菜選擇膳食纖維多的根莖類蔬菜或海藻類更容易被身體接受。

這樣的食物整體搭配，不僅能控制血糖值上升，也變成會嘗到溫和的飲食。

如前所述，味噌湯的味噌含有乳酸菌，所以喝味噌湯能活化腸道的免疫機能。養成喝味噌湯的習慣，就能改善腸內環境。

如果還能搭配蔬菜或海藻含有的膳食纖維一起攝取，就更能促進腸道蠕動，吃下的食物也會成為腸內各種細菌的食物。

在選擇給腸內細菌的食物這點上，我會推薦膳食纖維豐富的糙米。

因為和白米相比，糙米的飯後血糖值上升速度較緩慢，可以說以糙米飯搭配味噌湯是最理想的組合。

不喜歡糙米的人，可以用小米、稗米、莧菜籽、藜麥等五穀雜糧，或在白米中加入燕麥，增加膳食纖維的攝取量。

選擇這種對腸道溫和的飲食，並慢慢地仔細咀嚼，這對找回體內時鐘的節奏有很大的幫助。

## 「吃的順序」就能控制血糖值

已有報導顯示身體節奏崩壞的其中一個因素就是甜食吃太多，雖然甜食的主要成分是醣類，但如果跟膳食纖維做組合反而能變成調整身體節奏的食物。

這裡希望大家注意的點是，「吃的順序」就能控制血糖值。時間營養學不只研究了「吃的時間」，也研究了「吃的順序」造成的影響。

比方吃飯的時候，如果從纖維質多的蔬菜、菇類、海藻等開始吃，接著吃肉或魚，最後再吃飯，血糖值的上升就會受到最一開始的食物影響，上升速度緩慢。

空腹時突然吃下高GI值的東西後，飯後血糖值會急速上升，但選擇纖維質多的食物就能控制血糖開始上升的狀態，預防血糖急速上升。

還有，外食的時候，可以的話就多點一道沙拉，慢慢地吃完沙拉後再吃你的主菜。這裡不考慮沙拉中的維他命或礦物質等營養，只是為了慢慢消化而選擇「第一道食物」。

至於白飯也是，加入五穀雜糧，或是白米、糙米、胚芽米交替吃，也能增加膳食纖維的攝取量，抑制血糖急速上升。吃麵包的時候也一樣，改選膳食纖維多的全麥麵包、裸麥麵包比較好。

主食中的膳食纖維越多，就算不特別在意吃的順序，慢慢、好好地咀嚼後吞下也可能成功控制血糖值。不單能促進消化，因為咀嚼也是一種韻律運動，會使腦內的血清素大量分泌，讓心情變得平穩，飲食也是壓力保健的一環。

如果能養成這樣的飲食形式，不需要突發的把引擎開到最大馬力，身體狀態也能輕鬆自然的提高。就算平常生活總是忙碌，也請你養成每周能有幾次「慢慢吃」的習慣。

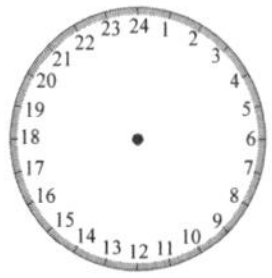

## 減肥成功的關鍵是時間！而非飲食的量

你知道，其實只要不吃零食身體的數值就能回復正常嗎？

本書推薦了調整身體狀況的其中一種飲食模式是將整日的飲食循環訂為早上七點前後、中午十二點前後、晚上七點前後這樣的三餐節奏，換句話說，就是要控制零食的攝取。

這是我採訪營養學者近藤和雄（東洋大學健康營養學系教授、御茶水女子大學生活環境教育中心名譽教授）時候的事，採訪題目是有關營養素之一脂質的作用，其中我特別有興趣的是，中鏈脂肪酸（medium chain triglyceride, MCT）對健康影響的實驗結果。

中鏈脂肪酸是脂質的一種，存在於椰子油等。一般的油會轉換為中性脂肪（Neutral fat）儲藏於脂肪組織，但中鏈脂肪酸因為能被腸道吸收直接運送到肝臟，有著能迅速轉換為能量的優點。就結果來說，它比一般的油更不易於腹部形成脂肪，並曾經被叫做「不會胖的油」而蔚為話題。

這裡要注意的是「和一般含有沙拉油的餐飲相比，身體的數值是如何變化」。

實驗對象為二十至五十九歲的健康成人，男女共八十二名。ＢＭＩ值二十一以上，屬於「微胖」體型（ＢＭＩ是測量肥胖程度的指數，ＢＭＩ

二十一以上屬於普通至有肥胖傾向的類型）。

這八十二名實驗者被分為二個群組：

A.食用普通沙拉油餐飲的群組

B.食用含中鏈脂肪酸（椰子油）餐飲的群組

各自經過三週的三餐飲食後，測量「體脂肪」、「體重」、「內臟脂肪」、「腰圍」的變化，結果如下頁所示。

仔細觀察四張圖表後可以看到，中鏈脂肪酸組的數值有顯著減少，沙拉油組的各項目數值也有下降。

近藤教授出示這份圖表時這樣笑著說。

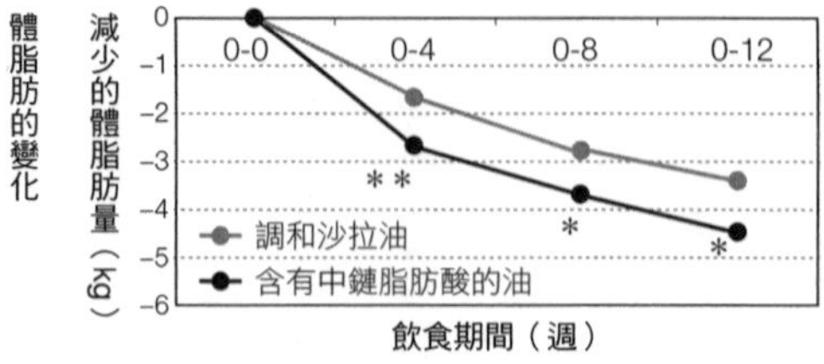


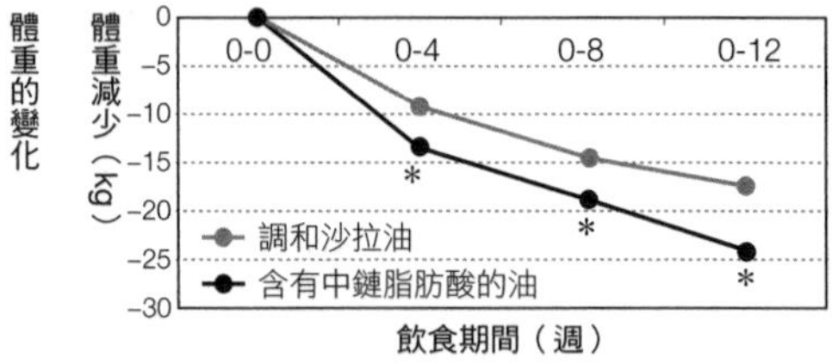


實驗期間（4、8、12週）持續下降

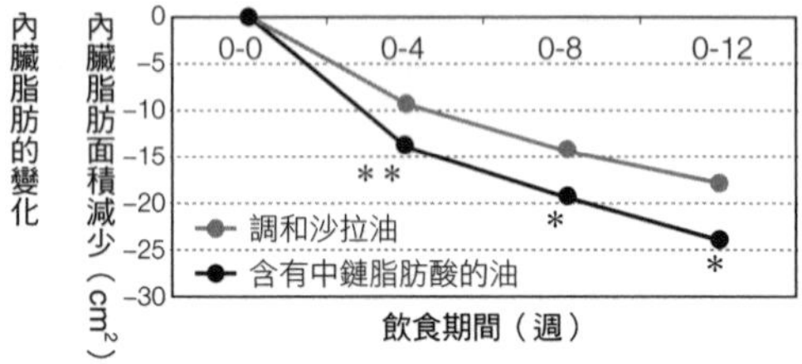


從第八週開始明顯下降

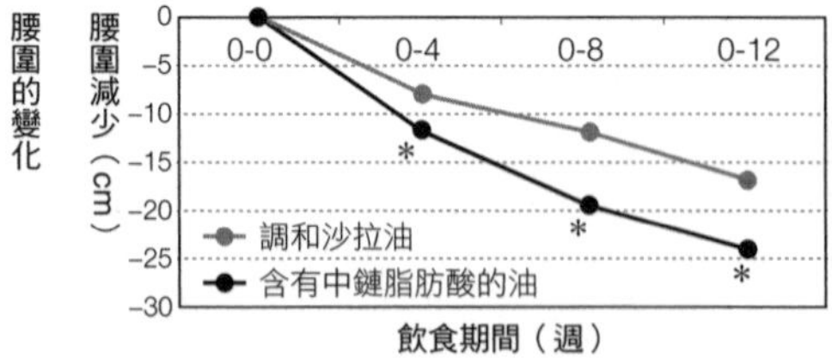


實驗期間（4、8、12週）持續下降

M. Kasai. et al., (2003). Effect of dietary medium-and long-chain triacylglycerolis (MLCT) on accumulateon of body in healthy humans. Asia pacific J Clin Nutr. 12 (2), 151-160

「其實只要三餐規律攝取，數值就能有充分的改善，重點其實是要停止零食或消夜的攝取。」

此實驗設定了一日攝取的熱量為標準值二千二百大卡，近藤教授說他原本認為，不管再怎麼注意營養均衡分配，這樣的量對A組來說，數值也不會有變化。

「要回到正常體重，我認為必須更嚴格的限制熱量攝取值，但這個結果讓我嚇了一跳。因為好好的吃也能瘦，也許並不需要餓肚子、做嚴格的飲食控制。」

換句話說，飲食間隔不規則、隨壓力或心情吃零食才是最妨礙減肥的問題。只要調整飲食節奏，就算不嚴格控制脂質和醣類的攝取，或靠水果等單一食材與空腹的飢餓感戰鬥，不選擇這種壓抑又痛苦的減肥方式也可以。

這麼一想，減肥好像就沒有那麼難了。

## 比起「攝取的卡路里」更應以「ＢＭＩ」為準則

健康的人就算有時過著不節制的生活，只要好好的修正，就能聰明地找回自己的節奏。本書寫到的體內時鐘與健康的關係，說不定在你沒注意的狀況下也正在實踐。

但是，這種感覺並不是所有人都能輕易抓到。

如何才能讓身體狀況良好又活得身心暢快呢？對毫無頭緒的人來說，能當作健康管理指標的數字變得有必要。

舉個最容易理解的例子，吃下多少東西就等於攝取多少的熱量。攝取過多熱量的話，就要控制飲食份量、增加活動身體的機會來調整體重，但每日活動的必須熱量會隨著年齡和活動量改變。

然而計算熱量這件事既麻煩，要拿它來控制飲食又很累人。如果是以數字為目標的人，你覺得先拿BMI為準則怎麼樣？

BMI是身體質量指數的簡稱，是可以從身高和體重計算出肥胖度和標準體重的指標。具體計算方式為：

**BMI等於體重（公斤）除以身高（公尺）的平方**

雖然不同國家略有不同，但大致可分類為BMI未滿十八點五者體重過輕，十八點五以上、未滿二十五為普通體重，二十五以上者為肥胖。其中，根據實際統計得知病狀少的標準體重為BMI二十二，雖然肥胖的人生病風險高，但未被分類為肥胖、BMI在二十三、二十四的人也必須注意。

舉個例子，身高一百七十公分，體重七十公斤的人，ＢＭＩ為二十四點二，可分類為普通體重，但以ＢＭＩ二十二來計算體重後，會得到一百七十公分的人的標準體重為六十三點五公斤，七十減去六十三點五後會得到體重超出六點五公斤的傾向。

前面提到研究時間營養學的柴田重信，他說了如下的言論。

「就算不覺得身體狀況不佳，但ＢＭＩ遠離標準體重，或是分類在肥胖的話，可能在沒有自覺的狀況下，身體節奏就已經不對了。如果是無法靠身體感覺來調整節奏的人，可以用ＢＭＩ的數值為標準來管理身體狀態。」

雖然不需要刻意減肥，但如果現在是比活動力高的學生時代重了十公斤，以那時的體重為標準來控制自己也是不錯的選擇。

過去，我採訪小林弘幸醫師時，他曾說：「我是以學生時代的體重為健康管理的標準，每天量體重。」如果因為吃太多導致體重比學生時代多了一點，隔天就會控制飲食的量，每天對體重做些微調整。以健康有活力的時候為基準，就應該能找到對自己來說「容易活動的體重」。

## 有效控醣的人、無法有效控醣的人

營養學將與能量代謝有關的碳水化合物、脂質、蛋白質稱為三大營養素，如同前面說過的，這三者中對打開時鐘基因開關最有影響力的是含有醣類的碳水化合物和蛋白質。

時間營養學會推薦白飯搭配味噌湯，加上納豆、烤魚的菜單是因為這能有效補給蛋白質。你也許會想，肉也能補充蛋白質啊！但魚油中的DHA和EPA具有啟動時間基因的能力。因此，在打開時間基因開關這點上，魚會比肉的評價更為優秀。

再者，碳水化合物可分成醣類和膳食纖維，膳食纖維是腸內細菌的食物，可促進細菌增生。這會使腸內環境健康，讓細菌與宿主（我們）的生物節奏逐步同調。從這點來看，碳水化合物（特別是膳食纖維）對身體也扮演了很重要的腳色。

重要的是別把含膳食纖維、以醣類為中心的和食菜單與餅乾或麵包等以精緻醣類為原料的食物搞混，前面提過的柴田重信說出以下的話。

「非必要的戒醣，攝取動物性脂肪多的肉類會使體內時鐘失去節奏，而且減少膳食纖維的攝取量有可能導致腸內環境不良。特別要注意的是，晚上吃下過量的油膩食物會加速體內時鐘的失序。生活不規律卻只想著戒醣，不只會搞亂代謝節奏，身體狀況也會變得更差。」

所有的飲食療法都一樣，但透過斷醣也無法改善體質的人，有可能是因為三大營養素的平衡被破壞，體內時鐘的節奏無法好好被調整。

相反的，順利改善體質的人，也許是在改變飲食的過程中也調整了生活節奏，使紊亂的體內時鐘獲得改善，積極作用。腸內細菌也隨著這個節奏的步調，順利適應碳水化合物減量的飲食。雖然看起來營養不均衡，但因為整體來說是在做對身體好的事情，因此才能改善體質。

簡單來說，比吃什麼更重要的是，以什麼樣的節奏吃東西。

生活不規律的現代人，因為經常吃點心或消夜等攝取了過多的精緻醣類，所以只要控制非正餐就能充分達成戒醣。就結果來說也調整了營養的平衡，因此想要改善飲食的人就先從不吃零食，以規律的節奏用餐開始吧！

而在意肥胖的人可以減少白飯或麵包的攝取量，把腹部囤積的脂肪當成能量來利用。減少攝取量（特別是醣類的攝取量）後，能促進腹部的脂肪燃燒，肝臟也會將脂肪酸轉化為酮體，酮體這個物質能代替糖成為能量來源。

只要製造空腹時間，身體儲存的脂質就會變化成酮體，然後轉成能量來用。控制自己不要吃下過量食物的其中一個好理由就是這個，完全不吃的話可能會營養失調，但限定區間利用身體的作用，就有可能更有效的減肥。

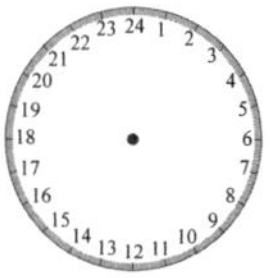


## 點心會讓身心不安定

因為不節制的飲食或壓力導致身體節奏紊亂的話，就會讓身體各處發炎，並引起各種疾病的發作。長期持續發生的輕度發炎我們稱為「慢性炎症」，而慢性炎症其實會因為食物誘發。

一種是前面一直在講的醣類。

醣類不只有提高飯後高血糖的風險，糖化血色素中的糖還會和細胞的蛋白質結合，引發血液糖化。

因為糖化誕生的物質ＡＧＥｓ（糖化終產物）會誘發炎症，使構成血管的細胞劣化，據說這就是代謝症候群引發動脈硬化的主要原因。而代謝症候群無法改善的原因，有極大可能性是因為高血糖引發糖化，再誘使炎症發生所致。

另一種是植物油。

油在營養學的分類是放在脂質，這裡有問題的是植物油等內含的不飽和脂肪酸。不飽和脂肪酸在體內作用後，會成為與發炎相關的前列腺素（prostaglandins）這種物質的原料。前列腺素分成二大類，一種會促進炎症發生，一種則是抑制，這是根據油的種類做分類。

促進發炎 → ω－6脂肪酸（omega-6 fatty acids，市售植物油全部）

抑制發炎 → ω－3脂肪酸（omega-3 fatty acids，魚類含有的EPA、DHA等）

換句話說，只吃使用市售植物油烹調的炸物或炒菜，會促進發炎。所以經常外食或愛吃速食會被說「對身體不好」的原因，就是這類飲食經常使用的植物油乃慢性炎症發生的導火線。雖然我們常把問題聚焦在熱量高這點上，但其實最大的原因是促進發炎的作用會提高代謝症候群的風險。

最能代表這種結合醣類和植物油的食品就是甜點了，因為糖加油是刺激味覺的「最強組合」，不只容易上癮，誘發炎症的風險還特別高。

因為忙碌的生活導致不規律的飲食節奏，若再提高食物誘發炎症的風險，就很難調整身體的狀況了。因為身體節奏的混亂會加速精神不繼，如果還反覆這樣的惡性循環，身心只會越來越孱弱。

疾病或身體狀況不佳發生的背景有生活習慣、飲食內容、當下的精神狀態等，因為各種原因連結而產生負面的反應。為了切斷這樣的負面反應，理解植物油和炎症的關係後，可以花點心思在不太有人注意過、不誘發炎症的飲食方式。

需要使用植物油來加熱調理食物的話，可以選擇ω－6脂肪酸含量少的橄欖油。

## 甜食別在煩躁的時候吃

就算告訴你這樣對身體不好，還是有很多人會選擇甜點或巧克力等當作點心來放鬆自己吧！

但我不太推薦這樣的方式，因為已知這對大腦和腸道都會帶來負擔。

我們先從和大腦有關的問題來思考。

大腦有個稱為「報酬系統」的機制，在慾望被滿足或發生開心的事情時記下快感，而報酬系統的主角就是腦內荷爾蒙之一的多巴胺。

當我們沉浸於興趣、吃美食或達成工作目標等，感覺到「開心、舒暢」的時刻，多巴胺會從中腦（**Mesencephalon**）「腹側被蓋區」（**Ventral tegmental area**）延伸出的A10神經這條通道投射到大腦的各個部位。

多巴胺也被稱為「快感荷爾蒙」，它的效能非常強大。一九五〇年代在美國進行的老鼠實驗中，於老鼠的中腦埋入電極，老鼠在壓下橫桿後會產生電流刺激，接著產生快感，據說後來老鼠學會拚命壓橫桿。而且不管是在空腹的狀態，或是有發情期的異性老鼠靠近，牠也絲毫不被影響的不停壓著橫桿。

多巴胺不分泌的話就不會產生慾望，也不會發現人生有什麼樂趣，但是一旦增加刺激強度，慾望也會跟著膨脹，最後無法控制。

最恐怖的就是與味覺的關係。

舌頭的表現有著無數攫取味覺的接收器「味蕾」，構成味蕾的味覺細胞有著感受美味、甜味、苦味的受體（receptor）。食物接觸到舌頭的同時，味覺細胞的受體就會攫取味覺，在消化吸收前直接將資訊傳達至大腦。

吃喜歡的食物時，這個機制會將味道傳送至大腦，促進多巴胺分泌。接著在下次想到那個食物時多巴胺就會分泌，讓你變得想吃。反覆幾次之後將會增加慣性，變得上癮，用藥成癮也與這個機制並無二致。

醣類因為被大腦當成能量使用，所以大腦會特別強烈的記住糖的甜味，每次吃到都會產生快感。

這種對甜食的中毒如果加上本書前面提到的血糖值尖峰（血糖值忽高忽低）會變得如何？

突然上升的血糖值急速下降後，會變得渴望甜味，而上癮程度越強慾望也會更強烈，就算知道對身體不好也很難戒除，這就是我們生理上看到的「無法不碰、難以停止」的原因。

接著要談的是，和腸子又有甚麼樣的問題發生？

有很多巧克力或甜點等，都是由麵粉或砂糖等精緻醣類製作的。這種失去膳食纖維的醣類會在小腸被一口氣吸收，不只如前面說過的會引起飯後高血糖和糖化，另一個問題在於，大腸的蠕動量降低。大腸蠕動變慢，就無法順利形成糞便，提高便祕的風險。此外，腸內環境轉為酸性後，抑制因腐敗產生有害「壞菌」繁殖的乳酸菌等「好菌」也會沒有食物。於是腸內環境不良，腸道開始變得不健康。

我曾經採訪幫腸道按摩的治療師，他說「便祕的人特別愛吃麵粉類食品」。

至於含有大量糖分的飲料，因為醣類（高果糖漿）被帶入水分中直接被吸收，只會加速飯後高血糖。如果大量且持續飲用，恐怕有提高糖尿病罹患風險的疑慮。

這樣的腸道問題也會對精神面產生影響。

舉例來說，我們知道的腦內荷爾蒙血清素有九成以上是透過腸道分泌，還能促進腸道蠕動。雖然這種血清素和腦內分泌的血清素可當作二者來思考，但在大腦發達以前，生物是透過肚子餓或飽這樣的腸道作用來產生情感。在這層意義下，腸道可說是引導情感發生的器官。

因此，腸道不能確實蠕動的話，情感將變得不穩定，於是導致精神不繼。

如果再加上腦內報酬系統暴走，對甜食上癮，將會讓情感更加混亂。

換句話說，「煩躁時」的甜食，對大腦和腸道都會帶來不好的影響。為了放鬆緊繃的壓力而順勢將甜食放入口中前，先深呼吸一口氣，冷靜之後再品嘗吧！

我現在是肚子（腸道）想吃，還是頭（大腦）想吃呢？

若是遲遲分不清楚是哪一邊的人，請整頓腸內環境，將身體狀況調整到會規律上廁所的狀態吧！長期便祕將會導致腸道慾望無法被滿足。

依據腸道狀態（肚子的狀態）選擇食物，會讓體內時鐘的節奏更容易和腸道同步。

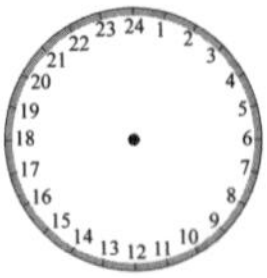


# 可以吃甜食的時間

對身體好的東西、對身體不好的東西……我們總是用這二個角度看待食物，其實吃的時間也會改變對身體的影響。

在這裡我們要針對被認為與肥胖有關的醣類和脂質的攝取方式，思考他們與減肥的關係。

正在減肥的人會下意識地迴避高熱量、高油脂的食物，但如同前面說過的，脂質有許多種類，對身體的作用也各有不同，「因為吃太油膩才發胖」這點並不完全成立。

此外，大家都知道甜食吃太多，進入體內的醣類就會取代中性脂肪囤積在腹部。因此甜食也被當成肥胖的理由，但攝取過多醣類也還是不能直接與肥胖畫上等號。

「醣類使血糖值上升」、「脂質因為熱量高，所以導致肥胖」我們會像這樣只看各種成分的作用來判斷它們對身體的影響，但其實問題在於吃的方式。

脂質已知與時間基因之一的Bmal 1有關，因為Bmal 1與脂質的蓄積相關，這個基因的開關打開時，你吃下的醣類就容易轉為脂肪被堆積，提高肥胖的風險。

這裡想提出的是，因為Bmal 1的指令而製造「脂肪儲藏」的蛋白質是在晚上十點至凌晨四點生成。也就是晚上十點後的「消夜或點心」為肥胖風險增加的一大成因，當然酒攤結束後來碗深夜拉麵也會提高肥胖風險。

相對於此，白天Bmal 1的開關未開，特別是下午二點至四點，是脂肪蓄積力最小的時候。換句話說，「三點的零食」對體內節奏來說是有道理的。

據說點心的由來是從過去的時間計算法得來，過去稱為「第八時刻」（現在的下午二點至三點），因為以前的人基本上只有早晚二餐，為了在嚴酷的農作勞動中填填肚子所以吃點心。

不太運動的現代人因為頭腦勞動量大，大腦會消耗許多能量，在點心時間補充糖分會是很好的精神轉換。但是，午餐匆匆以麵包解決，因為分量不足又吃甜點會變成一直沒吃正餐，造成血糖值忽高忽低。

為了更有效的攝取甜食，必須先重視早、午、晚三餐的飲食節奏。

# 為什麼好好咀嚼就能防止肥胖？

我們的身體是靠每個臟器互相合作以進行代謝或修復，好好活動。談到這種互為影響的連結與健康的關係，就不能忘記腦內下視丘的器官活動。位在大腦中心的間腦（Diencephalon）裡的下視丘，不只與體內時鐘相關，透過自律神經進行的呼吸、血壓、心跳、體溫、控制食物的消化等，為了維持生命活動的重要活動都在此進行。

關於活動其中之一，食物的消化，不只是要吸收身體需要的營養，還必須好好控制飲食的量。負責這項工作的就是攝食中樞（亦稱餓覺中樞，feeding center）和飽食中樞（satiety center），把這想像成，踏下食慾油門的是攝食中樞，踩剎車的是飽食中樞就好了。

舉例來說，吃飯後血糖值上升了就會刺激飽食中樞，於是食慾受到抑制。相反的，肚子空空的會促使體內脂肪分解，此舉會刺激攝食中樞，於是產生食慾。

為了讓這樣的機制能順利運作，前面講過的飲食節奏就變得非常重要。那麼，要讓吃下的營養素有效的轉換為能量該怎麼做呢？掌握這個關鍵的是與飽食中樞相關的荷爾蒙瘦體素（Leptin）。

瘦體素是由體內的脂肪細胞分泌，已被了解與大腦飽食中樞作用有關，不過如果頻繁的進食，即便瘦體素有被分泌，飽食中樞也無法順利作用，食慾也不會受到控制。如前所述，因為Bmal 1的指令會在夜間特別旺盛，深夜吃太多的話脂質的蓄積越容易與肥胖連上線。

想要有效活用飽食中樞的機制，慢慢吃是最好的。進食時慢慢吃、好好嚼會刺激到飽食中樞，有著抑制吃太多導致代謝症候群或肥胖發生的作用。

如果要在晚上吃比較油膩的食物，好好嚼、慢慢吃也會讓瘦體素傳達資訊去飽食中樞更順利，會在剛剛好的時候發出「飽了」的訊號。

不是油膩的東西對身體不好，而是因為食用方式對身體不好，脂肪才變得容易囤積，只要改變這個想法，很神奇地就減輕了罪惡感呢！

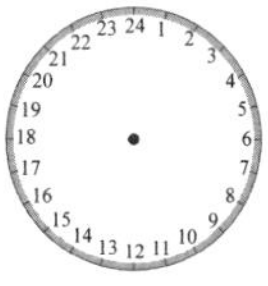

## 睡眠不足會發胖的理由

前面說過，晚上吃下甜食或油膩的食物，因為Bmal 1這個時間基因的作用，會促使脂質堆積，變得容易肥胖，但這裡如果再加上睡眠不足，就會加速吃太多的循環。

第二章中已經說過，理想的睡眠時間大約是七小時，如果維持著比這個少而且睡眠不足的狀態，前面提到的大腦下視丘中刺激飽食中樞、抑制食慾的瘦體素分泌量就會減少。與此同時，胃會分泌飢餓素（ghrelin）這種荷爾蒙，刺激下視丘攝食中樞，促進食慾。

換句話說，睡眠不足成為增進食慾、肥胖的原因。

大腦的下視丘還有個與食慾相關的荷爾蒙食慾素（Orexin），但食慾素的分泌增加也與覺醒作用相關。飢餓素增加、瘦體素減少會讓食慾素傾向增加，於是雖然睡眠不足大腦卻開機工作，不知不覺就變得吃下太多東西。

舉例來說，晚上的酒攤喝到很晚，又因為酒意而吃下油膩的食物，於是這些荷爾蒙就會過分活躍。

一般來說，吃過飯後食慾素的分泌量就會自然減少，開始產生睡意，但因為生活節奏混亂造成原本想睡覺的時間還醒著，因此就算沒有食慾也還是會不小心就吃下過量的東西。

不論是睡眠不足或是飲食過量，二者不應分別看待，追根究柢這都是因為體內時鐘混亂而必定會發生的事。

偶爾放縱一下雖然沒關係，但為了維持健康，早、午、晚三餐的節奏應該保持規律，讓亂序的荷爾蒙能回到正常的分泌狀態。

# 第7章

# 時間支配著健康

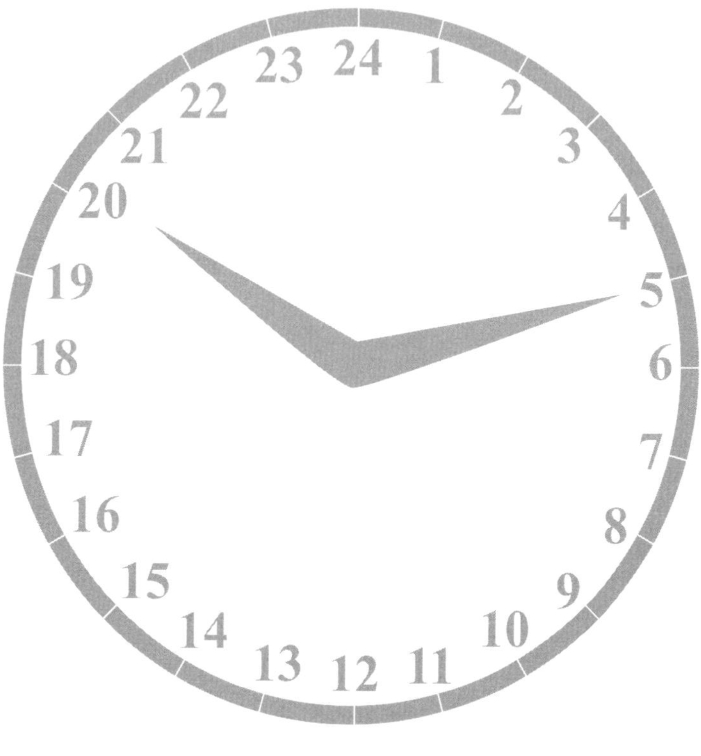

## 藥物會讓「腸內細菌的時間」錯亂

在時間醫學的領域，研究吃藥與體內時鐘關係的「時間藥理學」開始受到注目。這是針對在不同時間，藥的效果也會改變所做的研究。

舉例來說，如同本書第一章的圖所示，過敏性鼻炎在早晨（早上六至七點）的症狀最嚴重。因為噴嚏或鼻水不止，醒來之後趕忙服用藥物，也可能「已經太晚了」。

還有，氣喘（Asthma）的發作巔峰為清晨四點左右。

以往的醫療並未思考這些症狀容易出現的時間，反映「藥物最有效的時間」，一般來說是針對症狀開立必須藥物。基於這樣的過去經驗而注意到時間藥理學是非常大的進步，但要小心的是，藥物很難配合體內時鐘。

以抗生素為例。

抗生素是以細菌本身的毒素逼退有害的細菌，是從「以菌制菌」的想法開發出來的東西。

自二十世紀初期開發出盤尼西林以來，抗生素對醫療進步有著極大的貢獻。但是，它的副作用也是個相當大的問題，因為過程中會將無致病性的有用細菌也一起殺死。

而其中最受影響的地方就是腸道。

因為抗生素會將住在腸道的好菌也一起殺死，服用後，腸道菌群的平衡被破壞，接著就是大家都知道的變得容易便祕。長期服用的話，重要的免疫機能會變差，可以預見反而更容易生病。

因為大眾開始認知此一訊息而變得受矚目的就是「增加腸內活菌」這個

「益生菌」概念。

相對於抗生素是「對抗生物」的概念，益生菌有著「與生物共存」的意思。這裡有著克服抗生素的負面效用，跟著生物節奏型態活用細菌的想法。

根據之後的研究發現，就算不是活菌也能促進腸內的免疫活性，因為細菌們會互相合作、共生，就算其中有些害菌也無法作亂。不靠殺死特定的細菌來抑制病狀發生，整頓腸內環境、讓有害細菌難以活動才是不帶給身體負擔的做法。

這樣的共生基礎來自生物節奏，也就是體內時鐘。

體內時鐘調整好，生物節奏就會與腸內細菌同調，不只能促進食物消化，還能幫助免疫作用，產生對身體加分的效用。

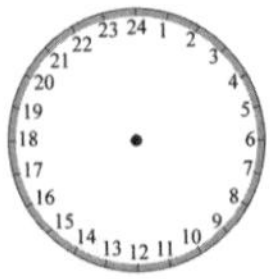


# 脂肪燃燒運動在空腹時做

第六章我們講過了斷食（少食），為了找回體內時鐘的節奏、回到健康狀態，不僅該注意「吃多少？」另一個也很重要的是「該怎樣不吃？」

只是，一提到「該怎樣不吃？」應該就會有人馬上就聯想到減肥。

空腹時，體內蓄積的脂肪會透過肝臟轉化為酮體，將該物質作為能量來源使用。關於這點已經在前面說過，另一個我希望你們知道的是細胞內的回收工廠，也就是「自噬作用」（Autophagy）這個大掃除功能。

細胞會透過血液運送以胺基酸為原料合成的蛋白質，但這項機制並不完善，也會合成出不良品。

自噬作用就是將這些不良蛋白質分解成胺基酸的系統，好讓胺基酸可再度被利用。換言之，就算不大量使用蛋白質，利用這個回收品我們的身體也能不斷新陳代謝、維持健康。

再加上利用不良品還可以去除細胞中的垃圾，能更加順利地製造能量，也就是透過「細胞內排毒」活化細胞。

雖然打著不吃的旗幟，但不會導致營養失調，反而能調整身體狀態，整頓體內時鐘的節奏。對經常暴飲暴食的現代人來說，這豈不是非常重要的想法嗎？

接下來，我們一起想想何謂有效果的減肥。

不刻意吃東西，製造自己覺得可以的空腹時間，然後活動身體，其實光是這樣就足以成為燃燒脂肪的運動。

說到脂肪燃燒運動也許會馬上想到有氧健身操（aerobics）等有氧運動，但我現在要推薦的是走路。製造了一段空腹時間後進行健走，脂肪就會轉化為酮體被有效使用，加上自噬作用啟動，細胞內的垃圾也會被帶走。

吃下一肚子東西後，因為熱量超標才驚慌的走路並無法燃燒囤積的脂肪。要靠走路得到脂肪燃燒的效果，最重要的就是「在什麼樣的狀況下走路」。

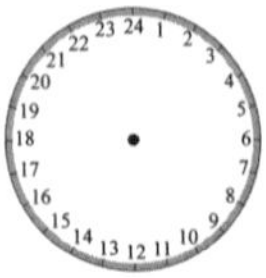

## 下午四點至六點健走三十分鐘效率最好

走路的功效當然不只減肥。

先來介紹研究銀髮族運動與健康關係的青柳幸利（東京都健康長壽醫療

中心研究所）。

根據群馬縣中之條町針對六十五歲以上、五千名高齡人口的日常活動十三年來的追蹤調查，得出結論「一日八千步，其中有二十分鐘快走」是能預防生病、維持健康的最適當活動量。如果努力且持續比這個更激烈的運動，反而有提高風險的可能性。

雖說如此，一日八千步大概需花費六十至七十分鐘，而且其中還有二十分鐘左右是要加強負荷的快走。也許會有許多人感覺這很累，但依照青柳先生的調查結果來看，資料顯示就算稍微減少運動量，生病的風險也能得到改善。

找出步行數與運動強度、可期待預防的疾病數據後，得到以下結果（快走在運動強度中屬於中強度）。

1. 四千步以上、中強度五分鐘以上→憂鬱症
2. 五千步、中強度七點五分鐘以上→失智症、心臟病、腦中風
3. 七千步、中強度十五分鐘以上→癌症、骨質疏鬆症
4. 八千步、中強度二十分鐘以上→高血壓、糖尿病

想要管理身體狀況的話，以不超過自己負荷，從四千步開始，進行三十分鐘，並以一天三十分鐘為標準慢慢增加走路的機會也很好，期間的第一個步驟就是將快走時間設定為五分鐘左右。

根據統計，為什麼能期待憂鬱症被改善，是因為有意識的活動身體能調整精神狀態。應該有很多人為了轉換心情會到郊外散步，那時就想像「加入快走三十分鐘，減少心情低落」吧！

除了可以活用通勤時間健走，在體溫上升巔峰的下午四點至六點也是適

合運動的時間，想要有效活動身體的人可以選擇這個時間。

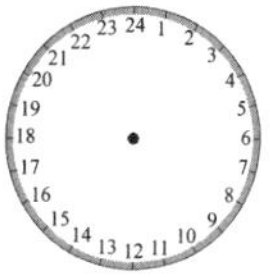

## 調整體內時鐘就能減輕花粉症？

過敏是因為免疫系統障礙而發生。

幼時受過敏性皮膚炎或食物過敏所困的人之中，有些會在長大後得到花粉症或氣喘等稱為「過敏進行曲」（allergic march）的連鎖效應。也有些人會在成人後突然對食物過敏或得到花粉症，這都是免疫障礙與我們身體之間的複雜關係所致。

過敏最麻煩的地方就是，免疫細胞一旦記住了過敏原就很難改善。

但還是有改善的祕訣，因為過敏發生也與體內時鐘的混亂有關。

先來看看花粉症容易發生的時間。

柳杉花粉飛散的時間是在白天氣溫升高之後，而罹患花粉症的人當中，在早上為噴嚏或鼻水等煩惱不已的人最多。

關於早上的症狀巔峰，原因被認為是睡覺時吸入了混在塵蟎間的花粉等，而這段時間也是自律神經從副交感神經切換到交感神經的時間。生活節奏紊亂的人，因為自律神經的切換不順利，就有可能誘發免疫系統的過度反應。過著體內時鐘規律的生活、注意飲食節奏，才是改善體質的最佳方法。

這時最重要的就是油的攝取方式。

根據時間營養學研究者柴田重信（早稻田大學先進理工學研究所教授）所說，個別餵食罹患花粉症的老鼠大豆（沙拉）油和魚油（DHA、EPA）後，得知餵食大豆油的老鼠體內引發花粉症的免疫球蛋白E（Immunoglobulin E，簡稱IgE）抗體的量較多。

請回想一下第六章說的，不飽和脂肪酸會成為與發炎相關前列腺素的原料這件事。

大豆油是不飽和脂肪酸之一、ω－6脂肪酸的植物油，是會促進發炎「不要吃太多比較好的油」，選擇這種油得到花粉症的機率比較高。

而魚油雖然也有不飽和脂肪酸，但是ω－3脂肪酸的含量較多。ω－3脂肪酸是可抑制發炎「應積極攝取的油」，選擇這種油能緩和花粉症的症狀。

從這個觀點來看，要如何重新調整飲食生活？

「平日不要吃太多炸物，少吃肉、多吃魚可提高預防過敏的效果。繼續餵食罹患花粉症的老鼠魚油可得到症狀抑制的效果，所以如果是已經得到花粉症的人，攝取EPA和DHA說不定也能緩和症狀。」柴田教授表示。

過敏是因為免疫系統過度反應引起，但免疫系統和荷爾蒙系統、神經系統是相互合作維持生命活動的。雖然免疫系統的工作非常複雜，但是調整體內時鐘、經常保持平衡最後也會讓免疫系統的不平衡得到控制。

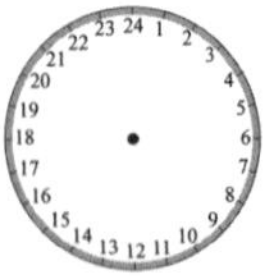

## 整夜不睡後吃甜食會提高生病機率

我們總是只想解決眼前的症狀，想著「控制壞東西」或是「希望快點治好」，但是健康管理不是這麼單純的事。

舉例來說，睡眠不足的隔天血糖值會變高，胰島素的分泌量也容易增加。熬了一整晚後的隔天早上，就算不吃飯血糖值也會偏高。如果這時再吃甜食，飯後血糖值會比平常更快速上升，血糖值尖峰也容易找上門。

基於血糖值不只受到糖分影響，也會因為壓力上升，就結果來看，生活習慣中一定藏著原因，這也就是生活習慣病。

處理過許多癌症手術的醫師土橋重隆根據他與內科合作診療的經驗說：「被診斷為糖尿病的患者中，有很多人都是只要調整生活習慣，就有可能治好的疑似患者。」

舉例來說，空腹時的血糖值超過三百，被主治醫師告誡「如果不注射胰島素，一年內就會死亡」的人，找土橋醫師尋求第二位醫師的意見（second opinion），土橋醫師會建議對方「也許可以控制一下工作的程度」。

據說該患者是電腦產業公司的社長，工作量大到連照顧家庭的餘裕都沒有。

「雖然只是說了理所當然的建議，但他似乎也感覺到什麼，減少了工作量，花心思創造空白時間。三周後複診時，血糖值也完全回到正常狀態。自然也不需要注射胰島素了。」

最近，明石真（山口大學時間研究所教授）的研究團隊得知，不規則的飲食節奏會導致胰島素的分泌也不規律，使體內時鐘的節奏難以與消化器官的工作協調。換句話說，調整好飲食節奏，臟器內的時間基因將能夠預期發生時間，也就是節奏同步。體內時鐘的機能低落會引起胰島素阻抗（Insulin resistance），所以在固定時間吃飯，可說是回復胰臟功能、預防糖尿病的重大關鍵。

胰島素阻抗機轉低下的話，對於糖分的處理也會不如預期，必須控制醣類攝取，因此調整生活節奏、回復胰島素的功能具有改善症狀的可能性。

就算不特別採取飲食療法等手段，光是調整生活節奏，身體就能逐漸走向健康……因此，也許我們不需要將疾病想得太困難。

# 結語
# 透過體內時鐘看看理想的二十四小時

「吃飯、睡覺、呼吸、曬太陽……讓生命再起的關鍵就在日常生活裡。」

這是本書中也出現過的佐古田三郎醫師的話。

被稱為體內時鐘的身體節奏，為什麼與我們的健康有關？這是生物在自然不過的活動中有節奏、有時間，這些都是和我們的生命一同反覆進行的。

所以在最後，我要來整理刻劃一日節奏的主要重點。

最基本的就是睡眠和飲食。

我們的身體設定為晚上會想睡覺，所以就用晚上十一至十二點躺上床，早上六至七點起床的循環調整身體的節奏吧！沐浴早晨的陽光能打開時間基因，重設體內時鐘。

早餐也是調整體內時鐘的重要關鍵，更想讓你知道的是，吃飯會比吃麵包更好。請增加吃和食（白飯和味噌湯）的機會，這不只對腸道有益，也更容易調整體內時鐘（腹時鐘）。如果持續了幾天不節制的日子，那就試試早餐斷食吧！

早餐後利用出門上班的時間，做點輕鬆的運動比如健走，讓體溫上升。不熬夜、吃早餐、做點運動，這個組合能讓早上的大腦更有活力。

下個重點是午餐。

因為下午二點至四點會達到午後的睡意高峰，吃太多的話就會被強力睡魔襲擊，無法工作。午餐以蓋飯或拉麵飽餐一頓的話要有限度才是聰明的選擇，下午有重要工作的話，吃八分飽才能順利度過午後的睡意。這樣一來，在頭腦和身體都很適合活動的下午四點至六點（創意的黃金時段），能將工作處理得非常順利。

在這個黃金時段，因為體溫上升的高峰會與交感神經活躍的巔峰重疊，不僅工作，也是非常適合運動的時段。想要在假日等好好活動身體的人，可以注意利用這段時間。

然後在夕陽西下後，慢慢減少活動，轉換成悠閒模式。三餐中，晚餐到隔天早餐的時間距離最長，所以在晚上六點至八點吃完晚餐，接著做點有興趣的事或洗澡等當作放鬆時間，從白天的交感神經活躍模式交棒給副交感神經活躍模式後，就可以準備睡個好覺了。

請你一定要逐漸增加這個「理想的二十四小時」實踐日。

身體狀況好，精神也會安定，在人生當中製造良性循環。不只能做喜歡的事，整體狀況也會越來越好，這種理想的生活方法是有可能實現的。

## 依體內時鐘設定的理想二十四小時

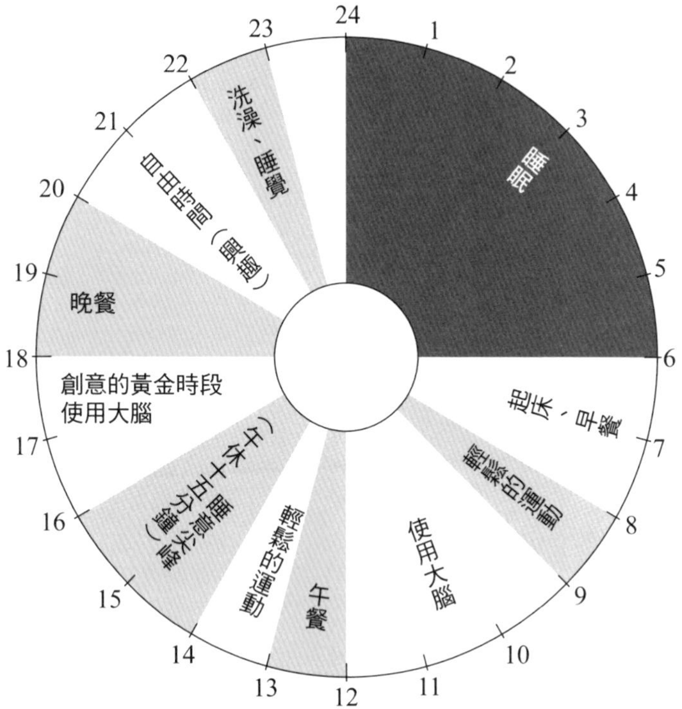

# 參考文獻

## 第一章

### 台灣未出版

本川達雄《該如何活在「人工長壽」的人生？》（池田清彥審定，收錄於技術評論社的《沒有死亡的世界是天堂或地獄？》）

本川達雄《「長壽」毀世界：現代人的時間和能量》（文藝社）

佐古田三郎《醫生教你長壽祕訣》（ＰＨＰ研究所）
佐古田三郎《佐古田三郎訪問1、2、3》（網站「Bio & Anthropos帶著知識前進生命之海」所收）
佐古田三郎《問問帕金森氏症名醫，「腸」與「腦」的神祕連結》（Handkerchief books「TISSUE vol.1」收錄）
明石真《體內時鐘的祕密》（光文社）
有田秀穗《基礎醫學入門：韻律運動促進血清素神經系統活化》（「日本醫事新報社No.4453」所收）
有田秀穗《血清素的生理作用》（金原出版，收錄於《小兒科第五十卷第十

三號》）

## 第二章

### 台灣已出版

約翰・瑞提（John J. Ratey）、艾瑞克・海格曼（Eric Hagerman）《運動改造大腦：IQ和EQ大進步的關鍵》（*Spark: The Revolutionary New Science of Exercise and the Brain*）（野人）

### 台灣未出版

石川善樹《讓大腦部疲勞的生活習慣：上班族必備的正念療法講座》（總統社）

古谷彰子著、柴田重信審定《時間營養學認證的「飲食」法則》（Discover 21）

佐古田三郎《佐古田三郎訪問1、2、3》（網站「Bio & Anthropos帶著知識前進生命之海」所收）

幕內秀夫、土橋重隆《自己哲學：從禮帽跑出鴿子是魔術嗎？》（Handkerchief books）

幕內秀夫《八成的乳癌患者早上吃麵包》（Gee Bee）

## 第三章

### 台灣未出版

大塚邦明《不生病的時間醫學》（三島社）
大塚邦明《想要健康老去的時間老年學》（三島社）
幕內秀夫《腐食：侵蝕你的食物依存症與快樂》（春秋社）
幕內秀夫《晚上九點後的粗食菜單》（青春出版社）
小林弘幸《決定人生的是腸道！：解決「水腫腸」讓工作、戀愛都順利》（講談社）

## 第四章

### 台灣未出版

古谷彰子著、柴田重信審定《時間營養學認證的「飲食」法則》（Discover 21）

有田秀穗《基礎醫學入門：韻律運動促進血清素神經系統活化》（「日本醫事新報社No.4453」所收）

有田秀穗《血清素的生理作用》（金原出版，收錄於《小兒科第五十卷第十三號》）

明石真《體內時鐘的祕密》（光文社）

小林弘幸《決定人生的是腸道！：解決「水腫腸」讓工作、戀愛都順利》（講談社）
佐古田三郎《醫生教你長壽祕訣》（ＰＨＰ研究所）

## 第五章

### 台灣已出版

藤野武彥《吃你想吃的就能瘦：ＢＯＯＣＳ快樂瘦身餐》（如何）

### 台灣未出版

村上正晃《從ＩＬ６開始的炎症慢性化機制》（羊土社，收錄於《實驗醫學增刊 vol.32 No.17》）

村上正晃《二個炎症誘導機制，發炎迴路和侵入口反射（特集　抗炎性、抗自我免疫的新策略）》（先端醫學社，收錄於《Keynote R. A vol.3 no.4》）

佐古田三郎《佐古田三郎訪問1、2》（網站「Bio & Anthropos帶著知識前進生命之海」所收）

審良靜男、黑崎知博《新免疫入門：從自然免疫到自然發炎》（講談社）

有田秀穗《基礎醫學入門：韻律運動促進血清素神經系統活化》（「日本醫事新報社No.4453」所收）

有田秀穗《血清素的生理作用》（金原出版，收錄於《小兒科第五十卷第十三號》）

松山大耕《商業禪入門》（講談社）
幕內秀夫《腐食：侵蝕你的食物依存症與快樂》（春秋社）
藤野武彥《療癒疲勞的孩子：BOOCS大腦疲勞假說》（「學士會會報八三三號」所收）
藤野武彥《現代人的健康與飲食生活：飲食文化的改變動搖了產業勞動的基石》（「第八十二回日本產業衛生學會講演要旨集」所收）
內藤堅志《白鵬的精神面：讓人生寬展食倍的「過程」構造》（講談社）
內藤堅志《白鵬翔、小林正人：結構化職業運動選手思考的意義》（「東海大學紀要二〇一二年」所收）

佐古田三郎《佐古田三郎訪問1、2、3》（網站「Bio & Anthropos帶著知識前進生命之海」所收）
土橋重隆《製造癌症的心、治好癌症的心》（主婦與生活社）
土橋重隆《五十歲後不罹癌的生活方式》（講談社）
土橋重隆、玄侑宗久《醫師和僧侶之言：不和死亡搏鬥的生活方式》（Discover 21）

## 第六章

### 台灣未出版

佐古田三郎《佐古田三郎訪問1、2、3》（網站「Bio & Anthropos帶著知識前進生命之海」所收）

古谷彰子著、柴田重信審定《時間營養學認證的「飲食」法則》（Discover 21）

光岡知足《我向腸內細菌學習到的事》（Handkerchief Books）

光岡知足《健康由腸內細菌決定！：好菌與壞菌的科學》（技術評論社）

光岡知足《鍛腸：腸內細菌與腸道菌群》（祥傳社）

土橋重隆《五十歲後不罹癌的生活方式》(講談社)

明石真《體內時鐘的祕密》(光文社)

本書出版之際，透過採訪，得到佐古田三郎、村上正晃、竹田潔、柴田重信、近藤和雄、有田秀穗、光岡知足、土橋重隆、幕內秀夫、內藤堅志各位的幫助。

BO0284

# 24小時身體使用手冊

## 規劃個人專屬生理時鐘，達成健康且高效的每日生活

原 書 名／最新の科学でわかった！最強の24時間
作　　者／長沼 敬憲
譯　　者／高菱珞
企劃選書／劉芸
責任編輯／簡伯儒
版　　權／翁靜如
行銷業務／石一志、周佑潔

國家圖書館出版品預行編目（CIP）資料

24小時身體使用手冊：規劃個人專屬生理時鐘，達成健康且高效的每日生活／長沼敬憲著. -- 初版. -- 臺北市：商周出版：家庭傳媒城邦分公司發行, 民107.03
面；　公分. --（商周不分類；BO0284）
譯自：最新の科学でわかった！最強の24時間
ISBN 978-986-477-429-6（平裝）
1.健康法
411.1　　107003711

總 編 輯／陳美靜
總 經 理／彭之琬
發 行 人／何飛鵬
法律顧問／台英國際商務法律事務所　羅明通律師
出　　版／商周出版
臺北市104民生東路二段141號9樓
電話：(02) 2500-7008　傳真：(02) 2500-7759
E-mail: bwp.service @ cite.com.tw
發　　行／英屬蓋曼群島商家庭傳媒股份有限公司　城邦分公司
臺北市104民生東路二段141號2樓
讀者服務專線：0800-020-299　24小時傳真服務：(02) 2517-0999
讀者服務信箱E-mail: cs@cite.com.tw
劃撥帳號：19833503　戶名：英屬蓋曼群島商家庭傳媒股份有限公司城邦分公司
訂購服務／書虫股份有限公司客服專線：(02) 2500-7718；2500-7719
服務時間：週一至週五上午09:30-12:00；下午13:30-17:00
24小時傳真專線：(02) 2500-1990；2500-1991
劃撥帳號：19863813　戶名：書虫股份有限公司
E-mail: service@readingclub.com.tw
香港發行所／城邦（香港）出版集團有限公司
香港灣仔駱克道193號東超商業中心1樓
E-mail: hkcite@biznetvigator.com
電話：(852) 25086231　傳真：(852) 25789337
馬新發行所／城邦（馬新）出版集團
Cite (M) Sdn. Bhd.
41, Jalan Radin Anum, Bandar Baru Sri Petaling, 57000 Kuala Lumpur, Malaysia.
電話：(603) 9057-8822　傳真：(603) 9057-6622　E-mail: cite@cite.com.my

封面設計／黃聖文
印　　刷／韋懋實業有限公司
經 銷 商／聯合發行股份有限公司　電話：(02) 2917-8022　傳真：(02) 2911-0053
地址：新北市新店區寶橋路235巷6弄6號2樓

■2018年（民107）3月初版　　Printed in Taiwan



**定價280元**
ISBN 978-986-477-429-6



城邦讀書花園
www.cite.com.tw